暨南大学本科教材资助项目

灾难与急救护理

Disaster and Emergency Care

梁荫基　编

暨南大学出版社
JINAN UNIVERSITY PRESS

中国·广州

图书在版编目（CIP）数据

灾难与急救护理 = Disaster and Emergency Care / 梁荫基编. -- 广州 : 暨南大学出版社, 2025. 4.

ISBN 978-7-5668-4139-1

Ⅰ. R472.2

中国国家版本馆 CIP 数据核字第 2025DE2330 号

灾难与急救护理
ZAINAN YU JIJIU HULI
编　者：梁荫基

出 版 人：阳　翼
策　　划：黄　颖
责任编辑：高　婷
责任校对：林　琼　孙劭贤
责任印制：周一丹　郑玉婷

出版发行：暨南大学出版社（511434）
电　　话：总编室（8620）31105261
　　　　　营销部（8620）37331682　37331689
传　　真：（8620）31105289（办公室）　37331684（营销部）
网　　址：http：//www. jnupress. com
排　　版：广州市新晨文化发展有限公司
印　　刷：佛山市浩文彩色印刷有限公司
开　　本：787mm×960mm　1/16
印　　张：16. 5
字　　数：280 千
版　　次：2025 年 4 月第 1 版
印　　次：2025 年 4 月第 1 次
定　　价：69. 80 元

目 录

第1部分 灾难护理概述

第一章 全球及中国灾难概况 …… 2

第二章 灾难护理概述 …… 6

第三章 红十字精神与人道救援 …… 12

第四章 灾难救援的法律及伦理问题 …… 15

第2部分 常见灾难的急救护理

第一章 生物灾难 …… 19

第一节 冠状病毒病 …… 19

第二节 猴痘 …… 23

第三节 流行性感冒 …… 29

第四节 严重急性呼吸综合征（SARS） …… 34

第五节 炭疽 …… 40

第六节 鼠疫 …… 45

第七节 霍乱 …… 50

第八节 毒素 …… 55

第二章　自然灾难 ······ 60

第一节　洪涝 ······ 60

第二节　风雹 ······ 64

第三节　干旱 ······ 67

第四节　台风 ······ 73

第五节　地震 ······ 77

第六节　地质灾害 ······ 81

第七节　低温冷冻 ······ 84

第三章　化学、核/辐射灾难 ······ 88

第一节　神经性毒剂 ······ 88

第二节　糜烂性毒剂 ······ 91

第三节　呼吸毒剂 ······ 94

第四节　氰化物 ······ 97

第五节　核爆炸 ······ 100

第六节　电离辐射 ······ 104

第四章　其他灾难 ······ 108

第一节　火灾事故 ······ 108

第二节　煤气事故 ······ 112

第三节　交通事故 ······ 117

第四节　踩踏事故 ······ 122

第五节　爆炸事故 ······ 126

第3部分 灾难危重症伤员的急救护理

第一章 心脏骤停与心肺复苏 …… 131

第二章 严重创伤及护理 …… 136

第一节 颅脑创伤 …… 136

第二节 胸部创伤 …… 141

第三节 腹部创伤 …… 146

第四节 四肢创伤 …… 150

第五节 多发伤 …… 154

第六节 复合伤 …… 159

第三章 器官功能障碍及护理（灾难内科） …… 164

第一节 急性呼吸功能障碍 …… 164

第二节 急性循环功能障碍 …… 169

第三节 急性肾损伤 …… 173

第四节 急性脑功能障碍 …… 177

第五节 脓毒症 …… 181

第六节 多器官功能障碍综合征 …… 185

第4部分　常见灾难救援设备及急救药物

第一章　常见灾难急救医疗设备 …… 192
第一节　多功能除颤监护仪 …… 192
第二节　心电图机 …… 195
第三节　电动吸引器 …… 199
第四节　微量输液泵 …… 203
第五节　气动简易呼吸机 …… 207
第六节　心肺复苏包 …… 211
第七节　多功能药械箱 …… 214
第八节　铲式担架 …… 218

第二章　常见灾难急救药物 …… 221
第一节　血管活性药 …… 221
第二节　抗心律失常药 …… 224
第三节　镇静药 …… 227
第四节　解毒药 …… 230

附　录 …… 233

参考文献 …… 252

后　记 …… 257

第1部分

灾难护理概述

第一章　全球及中国灾难概况

人类自诞生之日起就经历了各种灾难，人类社会发展的历史也是人类与各类灾难斗争的历史。由于气候变化、城市化和人口增长等因素的影响，台风、地震、洪水和流行病等灾难发生的频率和严重程度逐渐增加。此外，人道主义危机往往与灾难同时发生，这造成大量人流离失所，人们的生命和财产遭受重大损失，对公众健康产生不可避免的不利影响。老人、儿童和贫困人口，受到的影响尤其严重。尽管我们无法杜绝灾难的发生，但通过灾难护理与人道救援，可以将其损失控制在最低限度。

一、灾难概述及分类

任何导致设备毁坏、经济严重受损、人员伤亡、人们健康状况以及社区卫生服务条件恶化，且其规模已超出事件发生社区的承受能力而不得不向社区外部寻求专门援助的事件，都可称为灾难（Disaster）。如将灾难定义为一次事件，那么这次事件导致的需求超过了当时的可用资源。常见灾难事件可分为自然灾难、生物灾难、人为灾难等。

（一）自然灾难

自然灾难指自然界中所发生的异常自然现象，这种异常自然现象会给周围的生物和人类社会造成灾害。自然灾难的主要类型包括干旱、地震、极端气温（极热或极冷）、洪涝、极端天气事件（台风、龙卷风、冰雹、雷暴、沙尘暴、暴风雪）、火山活动和野火。21 世纪人类面临自然环境的严峻挑战，全球自然灾难剧增，2000—2020 年，全球累计灾难次数多达上万次。如：2008 年“5・12”汶川地震共计造成 69227 人遇难、17923 人失踪、374643 人不同程度受伤、1993.03 万人失去住所，受灾总人口达 4625.6 万人，是中华人民共和国成立以来破坏性最强、波及范围最广、灾害损失最重、救灾难度最大的一次地震。2023 年 10 月由应急管理部 - 教育部减灾与应急管理研究院等单位发布的《2022 年全球自然灾难事件评估报告》（中英文版）指出，2022 年全球自然灾难以洪涝、风暴、地震和干旱为主，滑坡、野火、极端高温和低温、山火灾难等也有不同程度发生。报告还发现 2022 年，全球共发生 321 次较大自然灾难（不含流行性疾病），共造成 30759 人死亡、受灾人数超过 1.86 亿、直接经济损失 2238.37 亿美元。此外，报告还分析了 2022 年全球自然灾难的特点。第一，洪水灾难最频繁，2022 年全球共发生较大洪水灾难 163 次，占较大灾难总频次的 50% 以上；造成死亡人口达 8049 人，受灾人口约 5753 人，直接经济损失超 449 亿美元。第二，地震活动次数有所增加，但死亡人口少。第三，野火灾难频次偏多，死亡人口和直接经济损失减少。尤其令全世界震惊的是 2023 年 2 月 6 日发生在土耳其、叙利亚的“双震型”地震。据报道，这次“双震型”地震不仅是土耳其历史上最强，也是有监测记录以来，整个地球人口稠密区最强的“双震型”地震。其影响超出了土耳其国界，叙利亚、黎巴嫩等邻国受影响严重，其导致了土耳其、叙利亚两国境内大量建筑物倒塌。据统计，土耳其和叙利亚两国因地震死亡 59259 人，受伤 121704 人，受影响人口超 1330 万，直接经济损失超 4290 亿美元。此外，2024 年 1 月国家防灾减灾救灾委员会办公室、应急管理部发布的《2023 年全国自然灾害基本情况》指出，2023 年我国自然灾难以洪涝、台风、地震和地质灾害为主，干旱、风雹、低温冷冻和雪灾、沙尘暴和森林草原火灾等也有不同程度发生。全年各种自然灾难共造成因灾死亡失踪 691 人，受灾人次为 9544.4 万，直接经济损失 3454.5 亿元。

（二）生物灾难

生物灾难一般是指全球传染病的流行导致的社会安全事件。尽管在新型冠状病毒（COVID - 19）流行之前的二十年里，因传染病死亡人数有所下降，但世界也目睹了传染病以前所未有的速度暴发。例如，2003 年暴发的严重急性呼吸综合征冠状病毒（SARS - CoV）、2009—2010 年的甲型流感（H1N1）流行、2012 年暴发的中东呼吸综合征冠状病毒（MERS - CoV）、2013—2016 年西非埃博拉病毒流行，以及 2015—2016 年的寨卡病毒流行，以上传染病都蔓延到全球多个国家，对贫困地区造成了尤为严重的影响。新近数据提示全球传染病暴发次数最多的国家是刚果民主共和国、尼日利亚、美国、苏丹、巴西和中国。暴发次数最多的五种疾病依次为 COVID－19、病毒性流感大流行、霍乱、急性脊髓灰质炎和黄热病。根据世界卫生组织（WHO）分析，截至 2025 年 2 月，COVID－19 已确认影响全球超过 7.77 亿人，造成超过 708 万人死亡。此外，2024 年 8 月 29 日发布的《2023 年我国卫生健康事业发展统计公报》指出，2023 年，全国甲乙类传染病（不含新型冠状病毒感染）报告发病 279.4 万例，报告死亡 2.7 万人。报告发病数居前 5 位的是病毒性肝炎、肺结核、梅毒、淋病和布鲁氏菌病，占甲乙类传染病报告发病总数 的 92.9%。报告死亡数居前 5 位的是艾滋病、病毒性肝炎、肺结核、狂犬病和梅毒，占甲乙类传染病报告死亡总数的 99.8%。2023 年，全国 11 种丙类传染病共报告发病 1591.1 万例，报告死亡 75 人。报告发病数居前 5 位的是流行性感冒、手足口病、其他感染性腹泻病、急性出血性结膜炎和流行性腮腺炎，占丙类传染病报告发病总数的 99.96%。报告死亡数较多的病种依次为流行性感冒、黑热病和手足口病，占丙类传染病报告死亡总数的 100.0%。

（三） 人为灾难

人为灾难不可预测，且可能跨越地理界限。人为灾难中有些完全是人为因素导致的，而有些则可能是由于自然灾害、设备故障或工人训练不足、装备不良、资质不足或劳累过度导致技术错误/事故而发生的。常见人为灾难包括危险材料或废物（例如化学、生物或放射性物质）通过水和食物接触的途径、空气泄漏、火灾和爆炸，以及从固定设施或在运输过程中释放到环境中；也包括火灾、爆炸、建筑物倒塌、交通事故、水坝或堤坝垮塌、核反应堆事故以及水、气或下水道管道破裂。例如，1986 年 4 月 26 日，切尔诺贝利核电站 4 号核反应堆发生爆炸，向周边地区释放了大量放射性物质。其中一些物质的放射性比投在广岛的原子弹高出 400 倍。这场历史上最严重的核灾难导致两名工人在爆炸中丧生，几个月内，至少有 28 人因急性辐射暴露而死亡。最终，成千上万的人因放射性尘埃而健康受损，包括患上癌症。此外，恐怖袭击的可能性威胁着世界各国民众。2001 年 9 月 11 日，令世人震惊的“9·11 恐怖袭击事件”导致美国纽约的双子塔楼和五角大楼遭受前所未有的恐怖袭击，造成近 3000 人死亡、直接经济损失达到 2000 亿美元，这一事件似乎彻底改变了世界某个层面的格局。又如，2015 年 8 月 12 日，天津市滨海新区天津港 7 号卡子门瑞海国际物流有限公司危险品仓库集装箱堆场起火爆炸。据报道，此次事故已造成 165 人遇难，8 人失踪，798 人受伤，直接经济损失 68.66 亿元。

二、粤港澳大湾区的灾难概述

粤港澳大湾区包括香港特别行政区、澳门特别行政区和广东省广州市、深圳市、珠海市、佛山市、惠州市、东莞市、中山市、江门市、肇庆市，覆盖面积 5.6 万平方公里，人口 8600 余万。大湾区位于中国东南丘陵南缘，地势北高南低，以中低山丘陵为主，气候为亚热带季风气候，年平均气温为 21℃ ~22℃，年平均降雨量为 1600 ~2000 毫米。大湾区地质构造较为复杂，地势起伏较大，人类活动强烈，洪涝、台风、崩滑流、地面沉降等自然灾害频发，极易形成重大的灾难事件。香港、澳门面临的常见重大灾难事件主要有洪涝、台风、暴雨、火灾、重大传染病疫情。如：1962 年的香港温黛台风，以最高阵风每小时 259 公里及 284 公里，造成 183 人死亡，约 7.2 万人受灾。又如：2017 年的台风“天鸽”令全澳门近三分之一的城区顿成汪洋，近一半的树木折断倒下，上千辆车被水浸，大面积停水、停电。鉴于粤港澳大湾区在国家发展大局中具有重要战略地位，以《粤港澳大湾区应急救援行动方案》为基础，构建和实践粤港澳三地全面和系统化的应急救援行动机制，进一步提升大湾区内联合处理灾难事件的能力。同时结合粤港澳大湾区建设，主动融入国家发展大局，对接国家发展战略，深化香港、澳门和广东的应急管理和防灾减灾救灾合作，推动香港、澳门和广东建立健全三地应急管理合作机制，加强区域突发事件信息与资源共享、区域生命线工程协调保障、区域应急管理人员合作与交流。

第二章　灾难护理概述

一、灾难护理

灾难护理是指在灾难事件发生后，提供急救、医疗和心理支持服务的综合护理措施。它包括预防、准备、应对和恢复阶段的护理行动，旨在减少灾难对人们健康的影响，提高人们的生存率和生活质量。

（一）灾难的常见类型

1. 自然灾难

自然灾难包括地震、洪水、台风、干旱、火山喷发等。

（1）地震：如“5·12”汶川地震、“3·11”日本大地震。

（2）洪水：如2010年长江流域大洪水。

（3）台风：如2005年台风“麦莎”和2013年台风“海燕”。

（4）干旱：如1981年席卷非洲之角的干旱。

2. 人为/技术灾难

人为/技术灾难包括核事故、化学品泄漏、煤气爆炸、恐怖袭击、战争、暴力冲突等。

（1）核事故：如1986年切尔诺贝利事故、2011年福岛核事故。

（2）化学品泄漏：如1984年博帕尔毒气泄漏案。

（3）煤气爆炸：如2015年“8·12”天津滨海新区爆炸事故。

（二）灾难护理的主要领域

当紧急情况或灾难影响到一个城市或一个区域时，首先要重点照顾伤员，恢复生命线和基本服务，其次要恢复基本生活设施和重建社区。灾难护理的主要领域可分为三个阶段：

1. 预防和准备阶段

（1）培训和演练：包括对医疗人员和志愿者的灾难应对培训，如心肺复苏（CPR）、急救技能、心理急救等。

（2）应急计划：制订和维护灾难应急计划，包括医疗资源分配、疏散计划和公共信息传播。

2. 应对和急救阶段

（1）现场救援：迅速评估和处理灾难现场的伤员，包括基本急救、创伤处理和急救转运。

（2）医疗支援：建立临时医疗站、野战医院，提供急救、手术和其他医疗服务。

3. 恢复和重建阶段

（1）长期护理：提供灾后心理支持、康复治疗和长期护理服务。

（2）社区重建：帮助受灾社区恢复基本生活设施，重建医疗基础设施。

（三）灾难护理的体系和政策

自然灾难和人为灾难威胁着人类、财产、环境和文化遗产安全。除非采取适应和缓解措施，否则气候变化将增加灾难风险，加剧极端天气事件、洪水、干旱和野火的影响。灾难风险管理旨在解决这些危害和由此产生的风险。适应气候变化和减少灾难风险应严格联系在一起，需要社区的积极合作和具备共同的风险认知。灾难护理的体系和政策通常包括国际层面、国家层面和地方层面针对灾难预防、准备、响应和恢复的相关法律法规及相关应急预案。

1. 中国灾难护理的体系和政策

（1）国家层面的规划。

①中华人民共和国应急管理部：负责全国的应急管理工作，包括灾难应对和救援。

②《中华人民共和国突发事件应对法》：规定了灾难发生后的应急响应、救援和恢复机制。

③《国家卫生健康委员会突发公共卫生事件应急预案》：提供了应对卫生灾害

（如传染病疫情）的指导。

（2）地方层面的应急响应。

①各省、自治区、市有相应的应急管理机构和灾难护理计划。

②地方应急预案和医疗急救方案：制定了具体的应急措施和资源配置方案。

2. 粤港澳大湾区灾难护理的体系和政策

（1）粤港澳大湾区应急管理体系。

①粤港澳大湾区应急管理机构：负责区域内的灾难应急协调和资源共享。

②各城市和地区都有独立的应急预案与灾难护理措施，但在大湾区层面上进行协调和整合。

（2）政策支持。

①《粤港澳大湾区发展规划纲要》：强调提升区域内的灾难应对能力和公共卫生服务水平。

②《粤港澳大湾区卫生健康合作共识》：促进区域内卫生和灾难应对工作的协同发展。

3. 灾难护理国际合作与组织

（1）国际红十字与红新月运动：提供灾难应对、急救培训、医疗援助和恢复支持。

（2）世界卫生组织：制定全球健康标准，协调国际卫生应急响应。

（3）联合国（UN）：通过人道主义事务协调办公室（OCHA）协调和组织国际援助。

（4）非政府组织（NGO）：如无国界医生（MSF）、国际救援委员会（IRC）等，提供紧急医疗援助和恢复支持。

（四）灾难护理的挑战

灾难护理的挑战包括多个方面，包括灾害模式的局限性、院前系统的不足、利益相关者之间缺乏协调与合作、医院准备不足、资源和能力稀缺以及患者知识的差距。此外，灾害不可预测性的规划挑战，急诊护士准备、工作场所准备以及同事和机构（包括领导和同行）准备方面的差异，都增加了问题的复杂性。应对这些挑战对于提高护士和医疗机构有效管理与应对紧急情况的能力至关重要。

（1）资源不足：在灾难发生时，医疗资源和人力资源短缺是普遍存在的问题，尤其在低收入和中等收入国家。

（2）协调问题：不同组织和机构（如各级政府、非政府组织、国际援助组织）之间的协调往往不畅，影响了救援和护理的效率。

（3）应对能力：不同国家和地区的灾难应对能力差异显著，高风险地区往往面临更多挑战。

（4）心理健康：灾难后人们的心理健康问题往往被忽视，心理创伤的处理需要更多关注和资源。

（五）未来趋势和发展

全球灾难护理的复杂性和挑战需要国际社会、各国政府以及非政府组织的共同努力，以确保在灾难发生时能够提供及时、有效的护理和援助。

（1）增强灾难预警和完善监测系统：通过技术进步和数据分析，提高灾难预警的准确性和时效性。

（2）提升应急医疗和护理能力：加强对医疗人员的灾难护理培训，提高应对大规模伤员的能力。

（3）加强国际合作和知识共享：加强国际合作与知识共享，共同应对全球性灾难挑战。

（4）关注心理健康和提供社会支持：在灾后护理中增强对心理健康的重视，提供综合的心理和社会支持服务。

（5）利用科技创新：应用远程医疗、无人机等新技术，提高应对灾难的效率和能力。

二、灾难护理的基本知识

灾难护理涉及在灾难发生时提供及时、有效的医疗和护理服务，其基本知识涵盖了灾难护理的各个方面，包括应急准备、应急响应、急救措施、长期恢复等。如前所述，灾难护理是指在灾难发生时，为受害者提供的急救、医疗和护理服务。灾难护理不仅涉及对直接伤员的处理，还包括灾后恢复、心理治疗和社区重建。

（一）灾难护理的应急准备

（1）应急计划：制订和更新灾难应急计划，包括应急通信、资源调配和人员分配。

（2）培训和演练：对医护人员和志愿者进行灾难应对培训，如心肺复苏、创伤急救和心理急救。定期开展应急演练，提高应急响应能力。

（3）物资储备：储备急救药品、医疗器械、食物和饮用水等应急物资。

（4）基础设施：建立临时医疗站、野战医院和灾难指挥中心。

（二）灾难护理的应急响应

（1）现场评估：迅速评估灾难现场的情况，包括伤员数量、伤情严重程度和资源需求。

（2）优先处理：根据伤情严重程度优先处理伤员。使用 START 验伤分类（简单治疗和转运）或 SALT 验伤分类（战略性伤员分流）等分流系统。

（3）急救措施：

①创伤处理：止血、固定骨折、处理开放性伤口。

②复苏：进行心肺复苏，使用自动体外除颤仪（AED）等。

③转运：将重伤员转运到医院或医疗中心进行进一步治疗。

（三）灾难护理的基本原则

（1）快速反应：在灾难发生时，迅速响应并采取有效措施，以最大限度减少伤害和死亡。

（2）优先排序：根据伤情严重程度和资源可用性进行优先排序，确保最需要帮助的人得到及时救助。

（3）协调合作：与各级政府、非政府组织和国际援助组织协调合作，整合资源，形成合力。

（4）安全保护：确保救援人员的安全，避免二次伤害和风险。

（5）持续评估：在灾难的不同阶段进行持续评估，调整应对策略，确保救援工作有效进行。

（四）灾难护理的长期恢复

（1）心理支持：提供心理急救和心理干预，帮助受灾者应对心理创伤。设立心理咨询和支持服务。

（2）康复治疗：为受灾者提供物理康复和功能恢复治疗。

（3）社区重建：支持受灾社区的重建，包括基础设施修复、生活条件改善和社会服务恢复。

（五）灾难护理的重要知识和技能

（1）创伤护理：包括止血、包扎、骨折固定等。

（2）心肺复苏：掌握心肺复苏技巧和熟练使用自动体外除颤仪。

（3）心理急救：识别和处理心理创伤，提供心理支持。

（4）灾难管理：理解灾难管理的基本原则和应急响应策略。

（六）灾难护理的挑战

（1）资源短缺：在大规模灾难中，医疗资源和人力资源可能不足，需要有效的资源调配和优先分配。

（2）沟通协调：各组织和机构之间的沟通协调可能存在困难，需要建立高效的协调机制。

（3）心理创伤：灾后心理创伤的处理需要专业知识和资源。

（4）后期恢复：长期的恢复和重建工作需要综合考虑社会、经济和环境因素。

灾难护理是一个复杂且具有挑战性的领域，需要专业知识和技能、有效的组织和协调以及强大的社会支持。通过充分的准备和培训，可以提高灾难护理的质量和效率，帮助受灾者迅速恢复。

第二章　红十字精神与人道救援

全球灾难频发，如今对突发灾难的救援不仅仅是伤口包扎和止痛，而是演变成技术化、社会化、制度化的灾难救援体系。现今，灾难救援的关注点在于人道主义机构、物质、服务及基本准则。红十字精神是由红十字国际委员会（ICRC）和红十字会与红新月会国际联合会（IFRC）的核心理念和价值观构成的。它旨在为人类提供援助，并体现了人道主义的基本原则。

一、世界红十字会

国际红十字与红新月运动（International Red Cross and Red Crescent Movement）是全球最大的人道主义运动，由191个国家红十字会和红新月会组成，致力于在紧急情况下提供援助，保护人类生命和健康，保障人类尊严，并减轻人类疾苦，不因国籍、种族、宗教信仰、阶级和政治观念而加以任何歧视。

（一）核心原则

（1）人道：在任何情况下，救助那些需要帮助的人，不分种族、信仰、性别、国籍或政治立场。

（2）中立：在争端中保持中立，不偏袒任何一方，确保救援工作的公正性和有效性。

（3）不偏不倚：不受任何个人或团体的影响，救助优先考虑最需要帮助的人员。

（4）自主：红十字组织应在不受外部干涉的情况下，按照自己的原则和规定开展工作。

（5）统一：在一个国家内，只允许一个红十字组织存在，确保资源的有效整合和协调。

（6）普遍：红十字运动在全球范围内普遍存在，各国的红十字组织间应相互支持和协作。

（二）目标和使命

（1）提供紧急救援和人道主义援助。

（2）保障人类尊严和社会公正。

（3）在灾难和冲突中保护生命与健康。

（4）通过教育和培训，提升公众对人道主义原则的认识。

二、中国红十字会

中国红十字会成立于 1904 年，是中国最早的慈善机构之一，致力于提供人道援助和公共卫生服务。

（一）核心价值观

（1）人道精神：关注和照顾灾难与困境中的弱势群体，不求回报，奉献爱心。

（2）中立公正：在提供帮助时保持中立，不参与任何政治或宗教活动。

（3）奉献与合作：动员社会资源和志愿者，形成全社会的支持和合作网络。

（二）活动领域

（1）紧急救援：在自然灾难和突发事件中提供救援与援助。

（2）健康服务：开展公共卫生教育和疾病预防活动。

（3）社区服务：支持贫困和弱势群体的生活改善项目。

（4）国际援助：参与国际红十字运动，向其他国家提供援助。

三、中国港澳地区的红十字会

香港红十字会成立于 1950 年，自 1997 年 7 月 1 日香港回归中国后，香港红十字会已成为中国红十字会高度自治的分会，是香港地区的主要人道援助组织。其核心价值观包括坚持人道主义原则、关注社会服务和紧急救援、推动公众对人道主义的理解和参与。主要活动领域包括灾难救援、健康服务、青少年发展和社区服务。

澳门红十字会于 1987 年正式采用该名称，致力于为澳门及周边地区提供人道援助。其核心价值观为尊重生命和人权，提供公平和公正的帮助，促进社会和谐。主要活动领域包括急救培训、灾难救援、卫生教育和社会服务。

当前，红十字精神也面临一些挑战。第一，灾难发生时，资源往往不足，需要有效协调和整合资源。第二，保持中立和独立性可能面临政治与社会压力。第三，提高公众对红十字精神和人道主义原则的理解仍然是一个挑战。因此，在灾难救援和人道援助中，首先必须坚持中立原则，避免被政治和宗教因素干扰。其次，应加强与各方组织和政府的合作，提高资源配置效率和应对能力。最后，注重保持透明和公正的操作，赢得公众信任和支持。通过深入理解和践行红十字精神，能够更好地应对各种灾难和挑战，提升人道援助的效果和社会的整体福祉，促进最人道和最大可能的健康照顾，没有任何歧视和物质利益的考虑。

第四章　灾难救援的法律及伦理问题

灾难救援涉及复杂的法律和伦理问题，这些问题会影响到救援行动的有效性、公正性和伦理性。

一、法律问题

（一）国际法律框架

（1）《日内瓦公约》及其附加议定书：这些国际法文件主要涉及武装冲突中的人道主义保护，包括伤病员的救助、战俘的待遇等，对灾难救援中的人道主义原则具有指导意义。

（2）《国际人道主义法》：在武装冲突和紧急灾难情况下，《国际人道主义法》规定了保护非战斗人员和受害者的义务。

（二）国家法律

（1）灾难应对法：各国通常有专门的法律和法规来规范灾难应急响应。例如，《中华人民共和国突发事件应对法》规定了灾难应急的组织、指挥和资源调配。

（2）救援行动的许可和管控：国家法律通常要求救援组织获得特定的许可才能进行救援活动，特别是在跨国或跨区域救援时，需要遵守相应的法律规定和行政程序。

（三）数据保护和隐私

（1）个人数据保护：在救援过程中，涉及受害者和救援人员的个人信息，必须予以依法保护，避免泄露。

（2）医疗隐私：医疗救援时，需要遵守医疗隐私法规，保护患者的健康信息。

二、伦理问题

（一）公平与非歧视

（1）资源分配：在灾难救援中，资源分配必须遵循公平原则，不得因为种族、性别、年龄或社会地位而有所偏袒或歧视。例如：在全球疫情响应中，涉及大规模的疫苗分配和医疗资源调配，各国需要满足公平分配和高效应对的需求。

（2）优先救助：应优先救助那些最需要帮助的群体，例如重伤员、老人、儿童等弱势人群。

（二）自主权与知情同意

（1）知情同意：在医疗救援中，患者有权了解他们的治疗选择，并给予知情同意。

（2）尊重个人自主权：尊重受害者的自主权，特别是在医疗干预和救援决策中，应尊重个人的意愿。例如，在2010年“1・12”海地地震救援过程中，国际援助组织遭遇了复杂的法律和伦理挑战，包括资源分配的公平性、数据隐私保护和对当地文化的尊重。

（三）透明性与责任

（1）透明性：救援行动应保持透明，向公众和相关方报告行动进展、资源使用情况和救援结果。

（2）问责制：确保救援组织和人员对其行为负责，特别是在出现错误或不当行为时，需要承担相应责任。

（四）文化和宗教敏感性

（1）尊重文化和宗教习惯：在救援过程中，需要尊重受灾地区的文化和宗教习惯，避免文化冲突或造成不必要的冒犯。

（2）适应性救援：根据当地的文化背景和需求调整救援方案，确保救援活动能够被当地社区接受和配合。

三、相关法律法规和伦理准则

（一）法律法规

（1）《中华人民共和国突发事件应对法》：规定了突发事件的应急管理体系和程序。

（2）《国际人道主义法》，以及《日内瓦公约》及其附加议定书：适用于战争和人道救援。

（二）伦理准则

（1）国际红十字与红新月运动人道主义原则：包括人道、中立、公正等核心原则。

（2）《国际医学伦理准则》：规定了医疗救援中的伦理要求。

灾难救援的法律和伦理问题涵盖了从法律合规到伦理决策的广泛领域，涉及跨国救援行动需要遵守多个国家的法律和标准，协调复杂的法律和伦理问题。在鼓励公众参与救援和应急响应的同时，确保公众了解相关的法律和伦理要求。确保上述问题得到妥善处理，对于有效的灾难响应和保护受害者权益至关重要。

第2部分

常见灾难的急救护理

第一章　生物灾难

第一节　冠状病毒病

一、PBL 案例（小组学习）

（一）学习目标

（1）熟悉冠状病毒病的基本知识。

（2）掌握冠状病毒病的应对措施及护理。

（二）PBL 案例

情境：在新型冠状病毒肆虐全球期间，某学生经医院诊断确诊感染新型冠状病毒。

主要讨论点：

（1）你认为该类患者的紧急救援方法是什么？

（2）作为该学生的辅导员，该如何处理这一事件？

（3）谈谈学校应如何预防该类传染病的发生。

二、概况

冠状病毒病（COVID－19）是由新型冠状病毒（SARS－CoV－2）引起的传染病。任何人都可能感染该病毒，大多数患者会出现轻度至中度呼吸道疾病，无须特殊治疗即可康复。然而，老年人和患有心血管疾病、糖尿病、慢性呼吸道疾病或癌症等基础疾病患者，有可能发展为重症并需要 ICU 监护，甚至导致死亡。冠状病毒病症状复杂，最常见症状表现为：发热、咳嗽、疲劳、失去味觉或嗅觉。比较少见的症状是：喉咙痛、头痛、肌肉和关节痛、腹泻、皮疹、眼睛发红或发炎。重症患者则会出现呼吸困难或呼吸短促、胸痛、失语、丧失行动能力或神志不清等症状。从感染病毒到出现症状一般为5～6天，也可能长达14天。该病毒传播迅速、致死率高，因此世界卫生组织于2020年1月30日宣布，将新型冠状病毒疫情列为国际关注的突发公共卫生事件，并于2020年3月11日将疫情定性为大流行。截至2023年3月10日，据约翰斯·霍普金斯大学统计数据，全球累计冠状病毒病发病人数约为6.8亿人，死亡人数约为688万人。

三、临床分型

（1）轻型症状以咽干、咽痛、咳嗽、发热等上呼吸道感染为主。

（2）中型症状表现为持续高热>3天和/或咳嗽、气促，但呼吸频率<30次/分、指氧饱和度大于93%，影像学可见特征性新冠病毒感染肺炎表现。

（3）重型症状出现下列任何一条：气促且呼吸频率≥30次/分，指氧饱和度≤93%，动脉血氧分压（PaO_2）/吸氧浓度（FiO_2）≤300mmHg（1mmHg = 0.133kPa），临床症状进行性加重，影像学显示24～48小时内病灶明显进展大于50%。

（4）危重型症状出现下列任何一条：呼吸衰竭且需要机械通气，出现休克，合并其他器官功能衰竭需ICU监护治疗。

四、预防方法

（1）及时接种疫苗：疫苗能够安全有效地避免人在感染冠状病毒病后患上重症，及时接种疫苗能使人获得最大限度的保护以预防病毒。

（2）需要时佩戴口罩：在拥挤、封闭或通风不良的区域，自身或他人感染冠状病毒病后处于同一空间时，建议佩戴口罩。

（3）保持社交距离：人与人之间保持1.8米以上距离。

（4）保持良好的卫生习惯：勤洗手，多通风，每天监测体温。咳嗽或打喷嚏的时候应拿纸巾或用肘部掩着。

五、急救护理措施

（一）基础护理

（1）合理、正确使用静脉通路，并保持各类管路通畅，妥善固定。

（2）卧床患者定时变更体位，预防压力性损伤。

（3）按护理规范做好无创机械通气、有创机械通气、人工气道、俯卧位通气、镇静镇痛、ECMO 治疗的护理。

（4）特别注意患者口腔护理和液体出入量管理，有创机械通气患者防止误吸。

（5）及时评估清醒患者的心理状况，做好心理护理。

（二）专科护理重点

（1）根据患者病情，明确护理重点并做好基础护理。

（2）密切观察重型病例生命体征和意识状态，重点监测血氧饱和度。

（3）对危重型病例需 24 小时持续心电监测，每小时测量患者的心率、呼吸频率、血压、血氧饱和度，每 4 个小时测量并记录体温。

六、灾难应对措施

（一）个体应对措施

（1）健康监测。居家治疗人员应当每天早、晚各进行 1 次体温测量和自我健康监测，如出现发热、咳嗽等症状，可进行对症处置或口服药治疗。无症状者无须药物治疗。

（2）个人防护。与居家治疗人员接触时，应当做好自我防护，尽可能保持 1 米以上距离。如居家治疗人员为哺乳期母亲，在做好个人防护的基础上可继续母乳喂养。

（3）控制外出。感染冠状病毒病后，前 5 天传染性可能最强。居家治疗人员非必要不外出、不接受探访。对因就医等确需外出人员，要全程做好个人防护，点对点到达医疗机构，就医后再点对点返回家中，尽可能不乘坐公共交通工具。

(4) 转诊治疗。如出现以下情况，可通过自驾车、120 救护车等方式，转至相关医院进行治疗：

①呼吸困难或气促。

②经药物治疗后体温仍持续高于 38.5℃，超过 3 天。

③原有基础疾病明显加重且不能控制。

④儿童出现嗜睡、持续拒食、喂养困难、持续腹泻或呕吐等情况。

⑤孕妇出现头痛、头晕、心慌、憋气等症状，或出现腹痛、阴道出血或流液、胎动异常等情况。

（二）群体应对措施

(1) 建立联系。发挥各地疫情防控社区（基层）工作机制的组织、动员、引导、服务、保障、管理等重要作用。基层医疗卫生机构公开咨询电话，告知居家治疗注意事项，并将居家治疗人员纳入网格化管理。为空巢独居老年人、有基础疾病患者、孕产妇、血液透析患者等居家治疗特殊人员建立台账，做好必要的医疗服务保障。

(2) 给予指导。居家治疗人员根据说明书规范进行抗原检测，必要时可请基层医疗卫生机构给予指导。基层医疗卫生机构对有需要的人员给予必要的对症治疗和口服药指导。

(3) 协助就医。社区或基层医疗卫生机构收到居家治疗人员提出的协助安排外出就医需求后，要及时了解其主要病情，由基层医疗卫生机构指导急危重症患者做好应急处置，并协助尽快闭环转运至相关医院救治。要以县（市、区）为单位，建立上级医院与城乡社区的快速转运通道。

(4) 心理援助。以地市为单位建立畅通心理咨询热线。基层医疗卫生机构和社区要将心理热线主动告知居家治疗人员，方便其寻求心理支持、心理疏导。对于发现的心理或精神卫生问题较严重者，可向本地（市、县）精神卫生医疗机构报告，必要时予以转介。

微测试（自主学习）

一、单选题

1. COVID－19 的主要传播途径是什么？（　　）

A. 空气传播　B. 食物传播　C. 接触传播　D. 唾液传播

2. 哪种类型的 COVID－19 病例通常需要机械通气？（　　）

A. 轻型　B. 中型　C. 重型　D. 危重型

3. 在 COVID－19 急救过程中，以下哪项措施是错误的？（　　）

A. 佩戴 N95 口罩　B. 立即进行心肺复苏

C. 仅依赖家用药物治疗　D. 寻求专业医疗帮助

4. 哪种措施不属于 COVID－19 的预防措施？（　　）

A. 佩戴口罩　B. 保持社交距离

C. 定期进行健康检查　D. 定期洗手

5. COVID－19 的症状中，以下哪种症状不常见？（　　）

A. 发热　B. 咳嗽　C. 失明　D. 呼吸困难

二、判断题

1. COVID－19 是一种由细菌引起的传染病。（　　）

2. 接种 COVID－19 疫苗是预防感染的重要措施。（　　）

3. COVID－19 只能通过直接接触感染者传播。（　　）

4. 在 COVID－19 暴发期间，隔离和检疫是有效的控制措施。（　　）

5. 所有 COVID－19 感染者都表现为严重症状。（　　）

第二节　猴痘

一、PBL 案例（小组学习）

（一）学习目标

（1）理解猴痘的病因及传播途径。

（2）识别猴痘的主要症状及临床表现。

（3）掌握猴痘的预防方法及急救护理措施。

（4）熟悉猴痘的流行情况及应对策略。

（二）PBL 案例

（1）情境一：一位从非洲返回的国际旅行者在入境后一周内突发高烧并出现皮疹。患者自述在旅行过程中曾接触过当地的猴子和啮齿类动物。

主要讨论点：

①根据患者的症状和旅行史，考虑可能的诊断是什么？

②应采取哪些诊断措施来确诊猴痘？

③患者应接受什么样的治疗和护理？

（2）情境二：自 2022 年 5 月以来，多个欧美国家报告了大量的人类感染猴痘案例。

主要讨论点：

①为防止病毒传播，应采取哪些公共卫生措施？

②如何向公众传达关于猴痘的预防信息？

③医疗机构的应对措施有哪些？

二、概况

猴痘（Monkeypox）是一种由猴痘病毒引起的人畜共患病，最初在非洲的灵长类动物中发现。它与天花病毒同属正痘病毒科，但其症状通常较轻，致死率较低。猴痘病毒通过接触感染动物的血液、体液或皮肤损伤处的传染性物质，以及人际密切接触传播。感染猴痘的症状包括：发热（体温多在 38℃以上）、头痛、肌肉疼痛、背痛、淋巴结肿大、疲倦及皮疹，其中皮疹通常在发热后 1～3 天出现，从面部开始，逐渐扩散到全身，形成水泡和结痂。从斑疹、丘疹、疱疹、脓疱疹到结痂，多呈离心型分布，出现在面部、口腔及身体其他部位，如手、脚、胸部、生殖器或肛门。疱疹和脓疱疹多为球形，直径 0.5～1 厘米，质地较硬，可伴明显痒感和疼痛。同时猴痘的临床分型可分为以下几类：①轻度型：症状较轻，无明显并发症；②中度型：发热、皮疹较重，但无严重并发症；③重度型：并发症严重，如呼吸困难、继发性细菌感染。猴痘主要流行于中非和西非的热带雨林地区，偶尔通过国际旅行者传播到其他国家。最近几年，随着全球旅行和贸易的增加，猴痘的传播范围有所扩大。

三、预防方法

（1）接种天花疫苗：研究表明，天花疫苗对猴痘病毒有一定的交叉保护作用。

（2）避免接触野生动物，特别是灵长类动物和啮齿类动物。

（3）避免与感染者密切接触。

（4）加强个人卫生，勤洗手。

四、急救护理措施

（一）基础护理

1. 监测患者生命体征

（1）定期监测患者体温、脉搏、呼吸和血压。

（2）注意患者体温的变化，及时处理高热。

2. 保持患者舒适

（1）提供舒适的卧床环境，保持病房通风。

（2）保持患者皮肤清洁干燥，定期更换床单和衣物。

（3）给患者提供足够的液体和营养，避免脱水。

3. 感染控制

（1）对患者进行隔离，避免交叉感染。

（2）医护人员应佩戴适当的个人防护装备，如手套、口罩、护目镜等。

（3）使用含氯消毒剂对环境表面进行清洁。

4. 心理支持

（1）关注患者的心理状态，提供心理支持和安慰。

（2）解释病情和护理措施，减轻患者的焦虑感和恐惧感。

（二）专科护理重点

1. 皮疹护理

（1）保持皮疹区域清洁，防止继发性感染。

（2）对于破损皮肤使用无菌敷料进行保护。

（3）避免搔抓皮疹，减少感染和疤痕形成的风险。

2. 症状管理

（1）使用退烧药（如对乙酰氨基酚）控制高热。

（2）给予镇痛药缓解头痛、肌肉疼痛和其他不适症状。

（3）鼓励患者保持良好的水分摄入。

3. 抗病毒治疗

（1）使用抗病毒药物，如特考韦瑞（ST－246），根据医生的处方进行治疗。

（2）密切观察药物的疗效和副作用。

4. 并发症的预防和处理

（1）预防和治疗继发性细菌感染，必要时使用抗生素。

（2）对严重的呼吸道症状，提供支持性治疗，如吸氧。

（3）若患者出现神经系统症状，及时进行神经科会诊和治疗。

5. 流行病学管理

（1）收集患者的详细流行病学史，包括旅行史和接触史。

（2）向公共卫生部门报告确诊病例，协助进行流行病学调查和追踪接触者。

（3）协助实施社区和家庭的防控措施，减少猴痘的传播风险。

五、灾难应对措施

（一）个体应对措施

1. 保持良好的个人卫生

（1）勤洗手：用肥皂和清水彻底洗手，尤其是在接触动物或可能被污染的物品后。

（2）避免接触：尽量避免与疑似感染者、患病动物直接接触，尤其是接触其体液和分泌物。

2. 个人防护

（1）佩戴防护装备：如需处理感染者物品，佩戴适当的个人防护装备（如手套、口罩、眼罩、长袖衣物）。

（2）避免共享物品：不与他人共享个人物品（如毛巾、床单、衣物），特别是感染者接触过的物品。

3. 就医和隔离

（1）及时就医：如出现发热、皮疹、淋巴结肿大等症状，及时就医，并告知医生可能的猴痘接触史。

（2）家庭隔离：如确诊感染猴痘，应在家中隔离，避免与他人接触，直到症状缓解并完成医生建议的隔离期。

4. 处理体液和分泌物

（1）妥善处理：使用一次性纸巾处理体液和分泌物，处理后立即洗手。

（2）消毒：对可能接触到体液的物品和环境进行消毒。

5. 疫苗接种

根据公共卫生部门的建议，特别是高风险群体可考虑接种猴痘疫苗。

（二）群体应对措施

1. 公共卫生措施

（1）疾病监测：建立监测系统，及时识别和报告猴痘病例，追踪接触者。

（2）隔离和封锁：在暴发猴痘时，实施隔离措施，限制人员流动，防止疫情扩散。

2. 社区教育和宣传

（1）健康教育：开展社区健康教育，普及猴痘的症状、传播途径和预防措施。

（2）培训：对社区卫生工作者、学校工作人员和公共服务人员进行猴痘防控培训。

3. 控制措施

（1）限制动物接触：在猴痘暴发区域，限制与可能感染猴痘的动物（如啮齿类动物）的接触。

（2）卫生设施管理：确保公共卫生设施和环境得到定期清洁与消毒。

4. 医疗支持

（1）设立专门医疗点：在疫情高发区域设立专门的猴痘治疗和隔离病房。

（2）药物治疗：提供抗病毒药物和对症治疗，确保患者得到及时和有效的医疗救助。

5. 应急响应

（1）应急响应团队：组建专业应急响应团队，负责疫情调查、实施隔离、疫苗接种和医疗救助。

（2）资源调配：确保疫情应对所需的医疗物资、疫苗和人员得到有效调配与使用。

6. 灾后恢复

（1）环境修复：对疫情发生区域进行彻底清洁和消毒，处理相关污染物。

（2）心理支持：为受影响人员提供心理支持和咨询服务，帮助他们应对疫情带来的心理压力。

7. 国际合作

（1）信息共享：与国际公共卫生组织和邻国共享猴痘疫情信息与防控经验。

（2）协调行动：参与国际应急响应行动，共同应对跨国疫情威胁。

微测试（自主学习）

一、单选题

1. 猴痘病毒的主要传播途径不包括什么？（　　）

A. 密切接触　　B. 飞沫传播　　C. 粪口传播　　D. 性传播

2. 猴痘病毒对哪种温度敏感，何种方式加热可灭活？（　　）

A. 45℃　　B. 56℃ 30 分钟或 60℃ 10 分钟

C. 70℃　　D. 80℃

3. 猴痘发病后多少天出现皮疹？（　　）

A. 1~2天　　B. 1~3天　　C. 3~5天　　D. 5~7天

4. 以下哪项是猴痘区别于天花的特有症状？（　　）

A. 发热头痛　　B. 皮疹　　C. 肌肉酸痛　　D. 淋巴结肿大

5. 治疗猴痘的特效药物为（　　）

A. 青霉素　　B. 链霉素　　C. 锑剂　　D. 无

二、判断题

1. 猴痘是一种病毒性人畜共患病，病原体为猴痘病毒。（　　）

2. 猴痘的潜伏期为5~21天，平均约为14天。（　　）

3. 猴痘的传播主要通过密切接触感染者皮肤损伤处的传染性物质。（　　）

4. 猴痘病毒的主要宿主为非洲啮齿类动物和灵长类动物。（　　）

5. 猴痘疑似病例和确诊病例应安置在负压病房。（　　）

第三节　流行性感冒

一、PBL案例（小组学习）

（一）学习目标

（1）熟悉流行性感冒的基本知识。

（2）掌握流行性感冒的应对措施及护理。

（二）PBL案例

情境：某社区在冬季出现了流感暴发，很多居民出现了发热、咳嗽等流感症状，部分老年人和儿童病情较重。

主要讨论点：你作为社区卫生服务中心的一名护士，如何确认社区内出现了流感暴发？

二、概况

（一）定义

流感，全称为流行性感冒，是由流感病毒引起的急性呼吸道传染病。主要分为甲型、乙型和丙型流感病毒，其中甲型流感病毒对人类危害最大，常引起大规模流行，乙型流感病毒次之，丙型流感病毒则较为少见且症状轻微。流感的症状通常包括：突发高热、咳嗽、咽痛、头痛、肌肉疼痛、疲倦、鼻塞或流鼻涕。流感的临床分型包括：①轻型流感：症状轻微，无明显并发症。②中型流感：症状较重，有发热、全身疼痛等表现，但无严重并发症。③重型流感：症状严重，可能伴有肺炎、心肌炎等并发症，需住院治疗。④危重型流感：出现急性呼吸窘迫综合征、休克等，病情危重，需进入重症监护室治疗。流感在全球范围内广泛传播，尤其在秋冬季节。每年流感季节（通常从 10 月到次年 5 月），都会出现大量的门诊患者、住院患者，甚至有死亡案例。

（二）传播方式

流感主要通过飞沫传播，即患者在咳嗽、打喷嚏或说话时，将含有病毒的飞沫释放到空气中，周围人群吸入后即可感染。此外，流感病毒还可通过接触传播，如人们接触被病毒污染的物品（如门把手、玩具等）后再触摸自己的眼、鼻、口等部位，从而感染病毒。在人群密集、通风不良的场所，流感病毒的传播速度更快，感染风险更高。

（三）临床表现

流感的临床表现多种多样，但通常以全身症状为主，而呼吸道症状相对较轻。主要症状包括：

（1）高热：患者体温可迅速升高至 39℃以上，并伴有畏寒、寒战等症状。

（2）全身肌肉酸痛：患者常感到全身肌肉酸痛、乏力，尤其是背部和四肢肌肉。

（3）头痛、咽痛：部分患者可出现头痛、咽痛等症状，但一般不如全身肌肉酸痛明显。

（4）呼吸道症状：包括咳嗽、鼻塞、流涕等，但相对较轻或不明显。

（5）其他症状：如食欲减退、恶心、呕吐、腹泻等消化道症状，以及眼结膜炎等眼部症状。在少数情况下，流感还可能引发严重的并发症，如病毒性肺炎、心肌炎等。

（四）诊断

流感的诊断主要依据患者的临床症状、流行病学史及实验室检查结果。对于疑似流感患者，可进行咽拭子或鼻拭子采样，通过病毒核酸检测或病毒分离等方法进行确诊。此外，血常规检查也可为流感诊断提供辅助信息，如白细胞计数正常或偏低、淋巴细胞比例升高等。

三、预防方法

（1）疫苗接种：接种流感疫苗是预防流感最有效的方法。

（2）养成良好卫生习惯：勤洗手，避免用手触摸眼睛、鼻子和嘴巴。

（3）保持社交距离：在流感季节，尽量避免去人群密集、通风不良的场所，减少感染风险，避免与流感患者密切接触。

（4）佩戴口罩：在流感季节或流感流行期间，佩戴口罩可以减少病毒传播。

（5）增强体质：通过合理膳食、适量运动等方式增强体质，提高身体抵抗力。

四、急救方法

（1）对出现呼吸困难的患者，及时给予氧疗，必要时使用呼吸机。

（2）对发生休克的患者，进行抗休克治疗。

（3）对出现心跳骤停的患者，立即进行心肺复苏。

五、急救护理措施

（一）基础护理

（1）患者保持卧床休息，减少体力消耗。

（2）保持室内空气流通，温湿度适宜。

（3）鼓励患者多饮水，进食营养丰富、易消化的食物。

（4）注意患者口腔、皮肤护理，防止并发症发生。

（二）专科护理重点

（1）监测患者生命体征，特别是体温、呼吸、心率和血压。

（2）观察患者有无呼吸困难、胸痛等症状，若有则及时处理。

（3）按医嘱给予抗病毒药物和对症治疗药物：在流感早期（发病后48小时内），使用抗病毒药物如奥司他韦、扎那米韦等可有效抑制病毒复制，减轻病情并缩短病程。但需注意，抗病毒药物并非对所有流感患者都有效，且需在医生指导下使用。

六、灾难应对措施

（一）个体应对措施

1. 接种流感疫苗

接种流感疫苗是预防流感最有效的方法之一。流感疫苗可以帮助身体提高免疫力，减少感染流感的风险。每年流感季节前，应关注当地卫生部门的疫苗接种通知，及时接种。

2. 增强体质和免疫力

保持健康的生活方式，包括均衡饮食、适量运动、充足睡眠等，这有助于增强身体免疫力，抵抗流感病毒的侵袭。

3. 注意个人卫生

（1）勤洗手：使用肥皂和流动水洗手，特别是在接触呼吸道分泌物后、饭前便后等关键时刻。

（2）戴口罩：在流感季节或接触流感患者时，佩戴口罩可以减少感染风险。

（3）避免用手触摸眼睛、鼻子和嘴巴：这些部位是病毒传播的主要途径。

（4）保持环境清洁和通风：定期清洁居住和工作场所，保持室内空气流通，减少病毒在密闭空间内的传播。

（5）减少到人群密集场所活动：在流感季节，尽量避免前往人群密集、通风不良的场所，减少感染风险。

（6）出现症状及时就医：如果出现流感症状，如发热、咳嗽、咽痛等，应及时就医，并遵照医嘱按时服药。

（二） 群体应对措施

（1）加强监测和预警：卫生部门应加强对流感疫情的监测和预警，及时发现并报告疫情，为防控工作提供科学依据。

（2）制定应急预案：制定流感疫情应急预案，明确各部门的职责和应对措施，确保在疫情发生时能够迅速、有序地应对。

（3）加强宣传教育：通过媒体、网络等多种渠道，向公众普及流感防控知识，提高公众的防范意识和自我保护能力。

（4）实施隔离和治疗：对于确诊的流感患者，应按照相关规定进行隔离治疗，防止病毒进一步传播。同时，对于密切接触者也应进行医学观察或隔离。

（5）加强公共场所卫生管理：学校、医院、商场等公共场所应加强卫生管理，定期消毒通风，减少病毒传播的风险。

（6）保障医疗资源和物资供应：在流感季节，应提前储备足够的医疗资源和防疫物资，确保医疗救治和防控工作的顺利进行。

（7）加强国际合作：流感是全球性的公共卫生问题，各国应加强合作，共享防控经验和资源，共同应对流感疫情的挑战。

微测试（自主学习）

一、单选题

1. 流感的典型症状不包括（　　）

A. 发热　　B. 关节疼痛　　C. 腹泻　　D. 咳嗽

2. 哪种流感病毒对人类危害最大？（　　）

A. 甲型　　B. 乙型　　C. 丙型　　D. 丁型

3. 对于流感患者，以下哪项护理措施是错误的？(　　)

A. 保持卧床休息　　B. 给予抗生素治疗

C. 多饮水　　D. 监测体温

4. 以下哪种人群是流感疫苗的优先接种对象？(　　)

A. 青少年　　B. 健康成年人

C. 老年人和慢性病患者　　D. 儿童

5. 流感患者使用抗病毒药物的最佳时间是（　　）

A. 发病后 48 小时内　　B. 发病后 3 天

C. 发病后 1 周　　D. 发病后 2 周

二、判断题

1. 流感病毒只通过直接接触传播。(　　)

2. 流感患者不需要隔离。(　　)

3. 接种流感疫苗后可以终身免疫。(　　)

4. 流感主要在夏季流行。(　　)

5. 对于流感重症患者，应进行抗病毒治疗和对症处理。(　　)

第四节　严重急性呼吸综合征（SARS）

一、PBL 案例（小组学习）

（一）学习目标

（1）熟悉 SARS 的基本知识。

（2）掌握 SARS 的应对措施及护理。

（二）PBL 案例

情境：某医院急诊科接收了多名出现发热、干咳、呼吸困难等症状的患者，经过初步诊断，怀疑是 SARS 感染。医院面临着如何应对可能的 SARS 暴发的挑战。

主要讨论点：如何对症治疗和护理 SARS 患者？

二、概况

（一）定义

严重急性呼吸综合征（Severe Acute Respiratory Syndrome，SARS），是一种由 SARS 冠状病毒（SARS-CoV）引起的急性呼吸道传染病。2002—2003 年，SARS 曾在全球范围内大规模暴发，造成了严重的公共卫生危机。其症状通常包括：发热（>38℃）、干咳、呼吸急促、头痛、肌肉酸痛、乏力，同时一些患者可能出现胃肠道症状，如腹泻。SARS 临床分型包括：①轻型 SARS：症状较轻，无明显并发症。②中型 SARS：症状较重，有发热、咳嗽等表现，但无严重并发症。③重型 SARS：症状严重，可能伴有肺炎、急性呼吸窘迫综合征等并发症，需住院治疗。④危重型 SARS：出现急性呼吸窘迫综合征、休克等症状，病情危重，需进入重症监护室治疗。SARS 的病原体是 SARS 冠状病毒，这是一种有包膜的单股正链 RNA 病毒，直径为 80 ~ 120nm。SARS 冠状病毒与经典冠状病毒在基因组和血清学上存在差异，该病毒对温度敏感，紫外线、有机溶剂和含氯消毒剂均可有效灭活。

（二）流行病学

SARS 于 2002 年底开始流行，随后在 2003 年达到了疫情高峰。病毒传播至多个国家和地区，最终在全球范围内导致约 8000 例感染和近 800 例死亡。经过严格的公共卫生措施，SARS 疫情于 2003 年得到控制。SARS 主要通过近距离飞沫传播，也可通过接触患者呼吸道分泌物或被污染的物品而传播。此外，气溶胶传播和消化道传播也是可能的途径，但相对少见。人群普遍易感，但老年人、有基础疾病者和免疫力低下者更容易发展为重症病例。

（三）临床表现

SARS 的潜伏期通常为 2 ~ 10 天，多数为 4 ~ 5 天。主要症状有：

（1）发热：患者通常会出现高热，体温可达到 38℃或更高，且持续时间较长。

（2）呼吸道症状：包括干咳、少痰，晚期可能出现呼吸急促和呼吸困难。

(3) 全身症状：肌肉酸痛、乏力、寒战、头痛、腹泻等症状也较为常见。

(4) 重症表现：部分患者可迅速发展为急性呼吸窘迫综合征，出现严重的呼吸衰竭和多脏器功能衰竭，甚至导致死亡。

（四）诊断

SARS 的诊断主要依据患者的临床症状、流行病学史、实验室检查结果和影像学检查。实验室检测包括病毒核酸检测、血清学抗体检测等。

三、预防方法

(1) 控制传染源：对 SARS 患者进行隔离治疗，防止病毒进一步传播。

(2) 切断传播途径：加强公共场所的通风换气，保持室内空气流通；避免前往人群密集的场所；注意个人卫生，勤洗手、戴口罩等。

(3) 保护易感人群：加强体育锻炼，提高身体免疫力；对于老年人、有基础疾病者等易感人群，应尽量避免接触 SARS 患者或疑似病例。

四、急救方法

(1) 对出现呼吸困难的患者，及时给予氧疗，必要时使用呼吸机。

(2) 对发生休克的患者，进行抗休克治疗。

(3) 对出现心跳骤停的患者，立即进行心肺复苏。

五、急救护理措施

（一）基础护理

(1) 保持患者卧床休息，减少体力消耗、维持水电解质平衡、密切观察病情变化。

(2) 保持室内空气流通，温湿度适宜。

(3) 鼓励患者多饮水，进食营养丰富、易消化的食物。

(4) 注意患者口腔、皮肤护理，防止并发症发生。

（二）专科护理重点

（1）监测患者生命体征，特别是体温、呼吸、心率和血压。

（2）观察患者有无呼吸困难、胸痛等症状，若有则及时处理。

（3）按医嘱给予抗病毒药物和对症治疗药物，观察药物疗效及不良反应。针对发热、咳嗽等症状给予相应的药物治疗，如解热镇痛药、止咳药等。

（4）抗病毒治疗，早期使用抗病毒药物可能有助于控制病情，但需注意药物的副作用和适用性。

六、灾难应对措施

（一）个体应对措施

1. 个人防护

（1）佩戴口罩：在公共场所或与他人密切接触时，应佩戴医用口罩，以减少病毒通过呼吸道传播的风险。

（2）勤洗手：使用肥皂和流动水彻底清洁双手，特别是在接触公共交通工具、门把手、电梯按钮等易受污染的物体后。

（3）避免触摸面部：尽量不要用手触摸眼睛、鼻子和嘴巴，因为病毒容易通过这些部位传播。

（4）保持社交距离：尽量与他人保持至少 1.8 米的社交距离，避免进入拥挤的场所。

2. 健康监测

（1）密切关注自己的身体状况，如出现发热、咳嗽、呼吸困难等症状，应及时就医并告知医生自己的旅行史和接触史。

（2）配合医生进行必要的检查和治疗，并按照医生的建议进行隔离和观察。

3. 提高免疫力

保持健康的生活方式，包括均衡饮食、适量运动、充足睡眠等，以增强身体的免疫力。避免过度劳累和熬夜，保持良好的心态和情绪。

（二）群体应对措施

1. 加强宣传教育

（1）通过媒体、互联网等渠道广泛宣传 SARS 的预防和传播途径，向公众普及相关知识，提高公众意识。

（2）发放宣传资料，如海报、宣传册等，以便公众了解 SARS 的症状、传播途径和预防方法。

（3）组织宣传活动，如举行座谈会、讲座，播放宣传片等，向公众传达 SARS 的危害性和预防措施。

2. 建立疫情监测系统

（1）各国和地区应建立完善的疫情监测系统，通过收集和分析疫情数据，及时了解 SARS 的传播动态和趋势。

（2）医疗机构应建立病例报告制度，及时报告疑似病例和确诊病例，以便及时采取控制措施。

3. 实施隔离措施

（1）对于疑似病例和确诊病例，应立即进行隔离治疗，防止病毒的进一步传播。

（2）设立专门的隔离病房或隔离区域，确保患者与其他人员的隔离。

（3）对接触确诊患者的人员进行追踪和监测，尽早发现并隔离病例。

4. 加强医疗救治

（1）医疗机构应调集足够的医护人员和医疗设备，投入 SARS 患者的救治工作中。

（2）对医护人员进行培训，提高他们的诊疗水平和防护意识。

（3）配置抗病毒药物和其他必要的医疗设备，确保患者得到及时有效的治疗。

5. 加强公共卫生措施

（1）定期对公共场所进行消毒和通风，减少病毒在空气中的悬浮时间和浓度。

（2）增加社区内的公共卫生设施，如洗手池、消毒站等，方便公众进行个人防护和消毒。

（3）加强对社区居民的卫生健康检查，定期进行体温监测和病毒检测。

6. 加强国际合作

（1）各国之间应加强信息共享和合作，共同应对 SARS 疫情。

（2）国际组织和各国机构应建立起双边共享机制，及时交流疫情信息和防控经验。

（3）各国联合研发疫苗和药物，加快疫苗和药物的研制，提高其生产效率。

微测试（自主学习）

一、单选题

1. SARS 的主要传播途径是（　　）

A. 食物　B. 水　C. 空气飞沫　D. 昆虫叮咬

2. SARS 的典型症状不包括（　　）

A. 发热　B. 干咳　C. 腹泻　D. 皮疹

3. SARS 的致病病毒是（　　）

A. 甲型流感病毒　B. 乙型肝炎病毒　C. HIV　D. SARS 冠状病毒

4. SARS 首次大规模暴发的时间是（　　）

A. 1999 年　B. 2001 年　C. 2002 年　D. 2004 年

5. SARS 患者的主要并发症是（　　）

A. 肺炎　B. 胃炎　C. 肝炎　D. 肾炎

二、判断题

1. SARS 的典型症状是高热、干咳和呼吸困难。（　　）

2. SARS 病毒变异频率较低。（　　）

3. SARS 主要在夏季流行。（　　）

4. 对于 SARS 重症患者，应进行抗病毒治疗和对症处理。（　　）

5. SARS 疫情期间，佩戴口罩可以有效减少病毒传播。（　　）

第五节　炭疽

一、PBL 案例（小组学习）

（一）学习目标

（1）熟悉炭疽的基本知识。

（2）掌握炭疽的应对措施及护理。

（二）PBL 案例

情境：某地区暴发了炭疽疫情，多名居民出现皮肤溃疡和呼吸困难等症状。公共卫生部门需要迅速采取措施控制疫情。

主要讨论点：应采取哪些措施来控制炭疽在该地区的传播？

二、概况

（一）定义

炭疽是一种由炭疽杆菌（Bacillus Anthracis）引起的急性传染病，主要感染牲畜，也能感染人类。人类感染炭疽主要是接触感染动物或其产品，吸入炭疽杆菌芽孢或食用被污染的食物。炭疽杆菌在环境中以芽孢形式存在，具有极强的抵抗力，能在干燥土壤和污染草原中存活数十年之久。炭疽杆菌是一种革兰氏阳性、需氧的芽孢杆菌，其形态为竹节状，两端平截，无鞭毛，不能运动。炭疽杆菌在适宜条件下可形成芽孢，芽孢具有极强的抵抗力和稳定性，能够在恶劣环境中长期存活。

（二）流行病学

炭疽主要流行于与牲畜接触密切的地区，特别是非洲、亚洲和中东的一些国家。人类炭疽病例较为罕见，但某些职业群体（如牧民、屠宰工人、兽医）有较高的感染风险。炭疽的传染源主要是患病的牛、羊、马等草食动物，其次是野生动物和炭疽患者。患病动物和因炭疽而死亡的动物尸体以及被污染的土壤、草地、水、饲料等都是炭疽的主要传染源。炭疽主要通过消化道、呼吸道和皮肤接触等途径传播。人和动物在接触被污染的土壤、水源、饲料或患病动物的排泄物、分泌物时，容易被感染。此外，吸入带有炭疽杆菌芽孢的粉尘也可引起肺炭疽。人群普遍易感，且从事家畜养殖、屠宰、皮毛加工、挤奶、肉类和乳制品加工销售等职业的人员，以及接触患病动物及其制品的人员为高危人群。

（三） 临床表现

炭疽的临床表现根据感染途径和感染部位的不同，可分为皮肤炭疽、肺炭疽、肠炭疽等多种类型，其中以皮肤炭疽最为常见。

（1）皮肤炭疽：是最常见的形式，多见于面、颈、肩、手和脚等暴露部位的皮肤。初为丘疹或斑疹，随后顶部出现水疱，内含淡黄色液体，周围组织硬而肿。随着病情发展，中心区呈现出血性坏死，稍下陷，周围有成群小水疱，水肿区继续扩大。水疱坏死破裂后形成浅小溃疡，血样分泌物结成黑色似炭块的焦痂。患者常伴有发热、头痛、局部淋巴结肿大等症状。

（2）肺炭疽：初期可见低热、干咳、肌痛、呼吸困难、头痛、呕吐、寒战、腹痛、胸痛等症状，类似病毒性上呼吸道感染。随着病情进展，患者可出现高热、寒战、呼吸困难加重、发绀、咯血等症状，严重者可导致呼吸衰竭和死亡。

（3）肠炭疽：初始症状包括恶心、食欲减退、呕吐、发热、腹痛等。随后病情迅速发展，出现剧烈腹痛、呕血、血样便等症状，腹部可有压痛、反跳痛。严重者可导致败血症、休克甚至死亡。

（4）吸入性炭疽：早期症状类似流感，包括发热、咳嗽、胸痛，病情迅速恶化，可能导致严重的呼吸窘迫和败血症。

（5）注射性炭疽：注射毒品导致的感染，表现为严重的软组织感染和败血症。

（四） 诊断与治疗

炭疽的诊断主要依据患者的临床症状、流行病学史和实验室检测结果。实验室检测包括血常规、涂片检查、细菌性培养、血清学检查和动物接种等。其中，细菌性培养是确诊炭疽的金标准。炭疽的治疗主要包括一般治疗、病原治疗和对症治疗。一般治疗包括严密隔离患者，防止交叉感染；患者需要卧床休息，保证营养充足；对于呕吐或进食不足的患者给予适量静脉补液。病原治疗首选青霉素 G，尚未发现耐药菌株。也可使用氯霉素、环丙沙星等抗生素进行治疗。对于严重脓毒血症患者，可使用抗炭疽血清进行治疗。对症治疗则根据患者的具体症状给予相应的治疗措施。

三、预防方法

（1）疫苗接种：为高危人群（如牧民、屠宰工人、兽医）接种炭疽疫苗。

（2）职业防护：在处理可能受污染的动物产品时，穿戴防护装备。

（3）环境消毒：对可能受污染的环境和物品进行彻底消毒。

（4）食物安全：避免食用未煮熟的肉类和动物产品。

（5）加强个人防护意识，避免接触患病动物及其排泄物；提高公众健康意识，及时发现并报告疑似病例。

四、急救方法

（1）对吸入性炭疽患者，立即进行氧疗，必要时使用呼吸机。

（2）对败血症患者，进行抗生素治疗和支持性治疗。

（3）对出现休克的患者，进行抗休克治疗。

五、急救护理措施

（一）基础护理

（1）监测患者的生命体征，特别是体温、呼吸、心率和血压。

（2）保持患者皮肤清洁，防止继发感染。

（3）提供支持性护理，如补液、退热等。

（二）专科护理重点

（1）对皮肤炭疽患者，保持伤口清洁和干燥，防止感染扩散。

（2）对吸入性炭疽患者，密切监测呼吸状况，必要时给予氧疗或机械通气。

（3）对肠炭疽患者，监测消化道出血情况，提供支持性治疗。

六、灾难应对措施

（一）个体应对措施

（1）避免接触感染源：避免接触生病的食草动物，如牛、羊、骆驼等，这些动物是炭疽杆菌的常见宿主。当发现有疑似生病的动物时，应保持安全距离，并及时报告相关部门。不食用生病的或未经充分煮熟的动物肉类，尤其是不明来源或可疑感染的动物肉类。

（2）个人卫生与防护：保持良好的个人卫生习惯，如勤洗手，特别是在接触动物或其产品后。在处理可能受炭疽杆菌污染的物质时，应佩戴手套、口罩等防护装备，以防止病菌通过皮肤或呼吸道进入体内。

（3）及时就医：如果怀疑自己可能感染了炭疽，如出现皮肤溃疡、发热、咳嗽等症状，应立即就医并告知医生自己的接触史和症状。炭疽在早期阶段是可以治疗的，因此及时就医至关重要。

（4）接种疫苗：目前炭疽疫苗主要用于职业暴露风险较高的人群，如兽医、实验室工作人员等。对于一般公众来说，接种炭疽疫苗通常不是必要的，但可根据个人情况和医生建议进行决策。

（二）群体应对措施

（1）加强疫情监测与报告：建立和完善炭疽疫情的监测与报告系统，确保及时发现和报告疑似病例。对疫区进行定期巡查和采样检测，以评估疫情的风险和趋势。

（2）实施隔离与封锁措施：一旦发现炭疽疫情，应立即对疫区进行隔离和封锁，以防止疫情扩散。对确诊病例和疑似病例进行隔离治疗，并对其密切接触者进行医学观察。

（3）加强公共卫生宣传与教育：通过各种渠道向公众普及炭疽的防控知识，提高公众的防范意识和自我保护能力。告诫公众不要接触生病的动物或食用未煮熟的肉类产品。

（4）动物防疫与检疫：对易感动物进行定期疫苗接种和检疫工作，以减少动物疫情的发生和传播。发现生病的动物时，应及时进行隔离和治疗，并报告相关部门进行处理。

（5）环境消毒与清理：对疫区进行彻底消毒和清理工作，以杀灭可能存在的炭疽杆菌。对患者的衣物、用品等个人物品进行高压消毒或焚毁处理。

（6）国际合作与交流：加强与国际组织和其他国家的合作与交流，共同应对炭疽疫情的挑战。分享防控经验和技术资源，提高全球炭疽疫情的防控能力。

微测试（自主学习）

一、单选题

1. 以下哪种途径不属于炭疽的传播途径？（　　）

A. 吸入　　B. 接触　　C. 消化　　D. 性接触

2. 皮肤炭疽的典型症状是（　　）

A. 发热　　B. 干咳　　C. 无痛性溃疡　　D. 腹泻

3. 吸入性炭疽的早期症状类似（　　）

A. 流感　　B. 胃炎　　C. 肺炎　　D. 结核

4. 肠炭疽的主要症状是（　　）

A. 头痛　　B. 胃肠道症状　　C. 呼吸困难　　D. 无痛性溃疡

5. 对炭疽患者的主要治疗方法是（　　）

A. 抗病毒治疗　　B. 抗生素治疗　　C. 支持疗法　　D. 激素治疗

二、判断题

1. 炭疽主要通过空气传播。（　　）

2. 皮肤炭疽是炭疽最常见的形式。（　　）

3. 肠炭疽通过食用受污染的食物感染。（　　）

4. 抗生素是治疗炭疽的主要方法。（　　）

5. 在炭疽暴发期间，封锁和消毒是控制疫情的重要措施。（　　）

第六节　鼠疫

一、PBL 案例（小组学习）

（一）学习目标

（1）熟悉鼠疫的基本知识。

（2）掌握鼠疫的应对措施及护理。

（二）PBL 案例

情境：某城市出现了多例鼠疫病例，患者主要表现为高热、淋巴结肿大和呼吸困难等症状。公共卫生部门需要迅速采取措施控制疫情。

主要讨论点：对于高危人群和接触者，应采取哪些防护措施？

二、概况

（一）定义

鼠疫（Plague），这一由鼠疫耶尔森菌（Yersinia Pestis）引起的严重传染病，自古以来便对人类健康构成重大威胁，尤其在中世纪，其以“黑死病”之名肆虐欧洲，导致大量人口死亡。鼠疫主要通过被感染的鼠蚤叮咬、接触感染动物的体液或呼吸道飞沫传播。鼠疫耶尔森菌是一种革兰氏阴性、短小杆菌，具有两极浓染的特点。该菌在自然环境下主要存在于野生啮齿类动物（如鼠类）体内，并通过鼠蚤等媒介传播给人类。人类历史上曾发生过 3 次鼠疫大流行，造成大量人员死亡。第一次是“查士丁尼鼠疫”，始于东罗马帝国，传播到西欧，从 6 世纪中叶到 8 世纪肆虐地中海，造成数亿人死亡。第二次鼠疫始于 14 世纪中叶，结束于 1800 年左右，在 400 多年的时间里导致欧洲减少了 1/3 到 1/2 的人口。第三次鼠疫大流行始于 19 世纪 90 年代的云南，持续至 20 世纪 30 年代，其间蔓延到亚洲、欧洲和非洲，全世界有数千万人死于鼠疫。目前，鼠疫主要流行于非洲、亚洲和南美洲的一些农村与偏远地区。尽管现代医疗技术可以有效治疗鼠疫，但其仍具有高度传染性和高致死率。

（二）流行病学

鼠疫的主要传染源是感染鼠疫的啮齿类动物（如鼠类、旱獭等）和肺鼠疫患者。这些动物体内的鼠疫耶尔森菌可通过鼠蚤叮咬、直接接触等方式传播给人类。鼠疫的传播途径主要包括以下几种：①鼠蚤叮咬传播：这是鼠疫最主要的传播途径。鼠蚤叮咬感染鼠疫的动物后，再叮咬人类，从而将鼠疫耶尔森菌传播给人类。②直接接触传播：人类通过捕猎、宰杀、剥皮、食肉等方式直接接触感染鼠疫的动物，或接触鼠疫患者的痰液、脓液等体液。③飞沫传播：肺鼠疫患者或动物呼吸道里的分泌物中含有大量的鼠疫耶尔森菌，这些细菌可通过飞沫在空气中传播，造成鼠疫大流行。所有人群对鼠疫耶尔森菌均普遍易感，但不同性别、年龄和职业的人群在接触传染源的机会与频率上存在差异。例如，在西部旱獭疫区，男性的发病率略高于女性；青壮年的发病率相对较高；从事猎捕旱獭等职业的农民感染风险也较高。

（三）临床表现

鼠疫的临床表现因感染途径和病变部位的不同而有所差异。鼠疫常见类型包括腺鼠疫、肺鼠疫和败血型鼠疫等。

（1）腺鼠疫：最常见的类型，主要表现为高热、寒战、淋巴结肿痛等。淋巴结肿痛以腹股沟淋巴结最多见，其次为腋下、颈部，一般为单侧发。

（2）肺鼠疫：通过呼吸道飞沫传播，具有高度传染性，起病急骤，表现为胸痛、咳嗽、呼吸急促且困难，并有大量血性痰。病情进展迅速，可迅速导致呼吸衰竭和死亡。

（3）败血型鼠疫：最为严重的类型，细菌进入血液引起全身性感染，常表现为高热、寒战、出血性皮疹、休克，病情发展迅速，常导致死亡。

（四）诊断与治疗

鼠疫的诊断主要依据患者的临床症状、流行病学史和实验室检测结果。实验室检测包括血常规、细菌培养、血清学检测等。其中，细菌培养是确诊鼠疫的金标准。鼠疫的治疗原则是早期、足量、联合选用敏感的抗生素。首选药物为链霉素，可采用大剂量突击疗法。庆大霉素、四环素等药物也可用于治疗鼠疫。对于高热或全身酸痛明显者，可加用解热镇痛药；有心力衰竭或休克者需早期进行强心和抗休克治疗。病情严重者需住院治疗，并给予全面的支持治疗。

三、预防方法

（1）加强疫情报告：发现疑似或确诊患者应立即按紧急疫情上报，同时将患者严格隔离治疗。

（2）消灭动物传染源：广泛开展灭鼠、灭蚤运动，对自然疫源地进行疫情监测和控制。

（3）预防接种：对疫区及其周围的居民、进入疫区的工作人员进行预防接种。

（4）加强个人防护：进入疫区的医务人员需接种疫苗并穿戴防护服、口罩、手套等防护用品。

（5）控制：一旦发生鼠疫疫情，应立即采取控制措施，包括封锁疫区、隔离患者和病畜、消毒环境等。同时加强疫情监测和报告工作，及时发现并处理疫情隐患。

四、急救方法

（1）对肺鼠疫患者，立即进行氧疗，必要时使用呼吸机。

（2）对发生休克的患者，进行抗休克治疗和抗生素治疗。

（3）对出现败血症的患者，进行抗生素治疗和支持性治疗。

五、急救护理措施

（一）基础护理

（1）监测患者生命体征，特别是体温、呼吸、心率和血压。

（2）保持患者皮肤清洁，防止继发感染。

（3）提供支持性护理，如补液、退热等。

（二）专科护理重点

（1）对腺鼠疫患者，保持淋巴结区域清洁，防止继发感染。

（2）对肺鼠疫患者，密切监测呼吸状况，必要时给予氧疗或机械通气。

（3）对败血型鼠疫患者，监测出血情况，提供支持性治疗。

六、灾难应对措施

（一）个体应对措施

（1）保持良好的个人卫生：经常用肥皂和清水彻底洗手，尤其是在接触动物或潜在污染物后。尽量避免与疑似鼠疫感染者或感染动物直接接触。

（2）个人防护：在处理鼠疫病例或接触感染动物时，佩戴手套、口罩、眼罩和防护服。尽量避免与啮齿类动物、野生动物及其分泌物接触，特别是在疫情高发区。

（3）及时就医：如出现发热、头痛、寒战、淋巴结肿大等症状，尽快就医。确诊后遵循医生的治疗方案，及时接受抗生素治疗。

（4）处理体液和分泌物：使用一次性纸巾处理体液和排泄物，处理后立即洗手。对接触体液的物品和环境进行消毒，使用适当的消毒剂。

（5）隔离措施：如有症状或确诊感染，尽量在家中隔离，避免与他人接触，防止传播。

（二）群体应对措施

（1）公共卫生措施：建立监测系统，及时发现和报告鼠疫病例，追踪和管理接触者。在疫情暴发时，实施隔离措施，封锁疫情区域，限制人员流动。

（2）控制传染源：开展啮齿类动物控制工作和灭鼠工作，减少感染源。对疫情发生区域进行彻底清洁和消毒，处理可能被污染的环境和物品。

（3）社区教育和宣传：开展社区健康教育，提高居民对鼠疫的认识，宣传预防措施。对社区卫生工作者、公共服务人员进行鼠疫防控知识培训。

（4）医疗支持：在疫情高发区域设立鼠疫专用治疗和隔离病房。确保充足的抗生素和其他治疗药物供应，确保患者得到及时有效的治疗。

（5）应急响应：组建专业应急响应团队，负责疫情调查、隔离、疫苗接种和医疗救助。有效调配医疗资源和物资，确保疫情控制和救援工作的顺利进行。

（6）环境管理：加强环境卫生管理，确保公共卫生设施得到定期清洁和消毒。妥善处理被污染的废弃物，减少环境传播风险。

（7）国际合作：与国际公共卫生组织和邻国共享鼠疫疫情信息与防控经验。参与国际应急响应行动，共同应对跨国疫情威胁。

（8）灾后恢复：对疫情区域进行环境修复，清理和消毒被污染区域。提供心理支持和咨询服务，帮助受害者应对疫情带来的心理压力。

微测试（自主学习）

一、单选题

1. 鼠疫的主要病原体是（　　）

A. 结核分枝杆菌　　B. 鼠疫耶尔森菌

C. 肺炎链球菌　　D. 金黄色葡萄球菌

2. 鼠疫主要通过以下哪种途径传播？（　　）

A. 食物　　B. 水　　C. 鼠蚤叮咬　　D. 空气

3. 肺鼠疫的典型症状是（　　）

A. 发热　　B. 严重咳嗽和血痰

C. 无痛性溃疡　　D. 腹泻

4. 鼠疫最常见的临床类型是（　　）

A. 腺鼠疫　　B. 肺鼠疫　　C. 败血型鼠疫　　D. 注射性鼠疫

5. 败血型鼠疫的主要症状是（　　）

A. 头痛　　B. 胃肠道症状

C. 出血性皮疹和休克　　D. 无痛性溃疡

二、判断题

1. 腺鼠疫是鼠疫最常见的形式。（　　）

2. 肺鼠疫的早期症状类似流感。（　　）

3. 鼠疫可以通过食用受污染的食物感染。(　　)

4. 抗生素是治疗鼠疫的主要方法。(　　)

5. 牧民是鼠疫的高危人群之一。(　　)

第七节　霍乱

一、PBL 案例（小组学习）

（一）学习目标

（1）熟悉霍乱的基本知识。

（2）掌握霍乱的应对措施及护理。

（二）PBL 案例

情境：某沿海城市在暴雨和洪水过后出现了霍乱疫情，多个社区报告了大量腹泻病例。公共卫生部门需要迅速采取措施控制疫情。

主要讨论点：如果霍乱患者病情加重，需要进行急救处理，应如何开展？

二、概况

（一）定义

霍乱是一种由霍乱弧菌（Vibrio Cholerae）引起的急性肠道传染病，主要通过摄入被污染的食物或水传播。其特征是大量的无痛性水样腹泻，严重时可导致脱水和电解质失衡，若不及时治疗可能致命。霍乱的症状因人而异，从无症状到重度脱水的表现都有。主要症状包括：①腹泻：大量无痛性水样腹泻，类似米汤。②呕吐：常伴有呕吐，进一步加重脱水。③脱水：表现为口渴、皮肤弹性下降、眼窝凹陷、尿量减少等。④电解质失衡：可导致肌肉痉挛、心律不齐等。霍乱的临床分型包括：①轻型霍乱：症状轻微，仅有轻度腹泻和脱水。②中型霍乱：中度脱水和电解质失衡，需要住院治疗。③重型霍乱：严重脱水和电解质失衡，若不及时治疗可致命。

霍乱弧菌，特别是 O1 型或 O139 型产毒霍乱弧菌是引起霍乱的主要病原体。霍乱弧菌能在淡水和微咸水中独立生存，与桡足类或其他浮游动物、甲壳类动物和水生植物密切相关。霍乱主要在发展中国家卫生条件较差的地区流行，特别是在非洲、南亚和海地等地。每年全球有数百万病例报告，主要易在暴雨、洪水等自然灾难后暴发。霍乱弧菌经胃抵达肠道后，定居于人类肠道中，但不侵入黏膜下层。在小肠碱性环境中，霍乱弧菌大量繁殖，并产生霍乱肠毒素，这是导致霍乱症状的关键物质。霍乱肠毒素作用于小肠黏膜细胞，导致细胞分泌功能亢进，大量水分和电解质排入肠腔，形成剧烈腹泻和呕吐。

（二）临床表现

霍乱的典型病程可分为三期：

（1）泻吐期：以剧烈的腹泻开始，继而出现呕吐。腹泻特点为无里急后重感，多数不伴腹痛，排便后自觉轻快感。腹泻次数由每天数次至数十次不等，严重者排出白色混浊的“米泔水”样大便。呕吐物初为胃内食物，继而为水样，严重者亦可呕吐“米泔水”样物。

（2）脱水期：由于剧烈的呕吐与腹泻，体内大量水分和电解质丧失，出现脱水、电解质紊乱和代谢性酸中毒。脱水可分为轻、中、重三度，重度脱水患者可出现循环衰竭和酸中毒，若不及时抢救可危及生命。

（3）恢复期或反应期：腹泻停止，脱水纠正后多数患者症状消失，尿量增加，体力逐步恢复。但亦有少数病例由于血循环的改善，残留于肠腔的内毒素被吸收进入血流，可引起轻重不一的发热。

（三）传播途径

霍乱的传播途径多样，主要包括：

（1）水源传播：这是最常见的传播途径，尤其在卫生条件差的地区，井水、池塘、河流等易受污染。

（2）食品传播：食用被感染者呕吐物或排泄物污染的食物，或食用被霍乱弧菌污染的水产品如蟹、鱼、虾等均可引起传播。

（3）接触性传播：与霍乱感染者或携带者进行密切接触，也可造成霍乱传播。

（4）蚊虫传播：在霍乱流行时，叮咬了霍乱感染者的蚊虫如果继续叮咬普通人群，也可能造成传播。

（四）治疗

（1）严格隔离：霍乱患者应按照甲类传染病进行严格隔离治疗。

（2）补液治疗：脱水患者应进行补液治疗，可口服补液盐或通过静脉补液以纠正脱水和电解质紊乱。

（3）抗菌治疗：常用的抗菌药物包括环丙沙星、多西环素、诺氟沙星等，使用以降低腹泻频率并清除粪便中的病原菌。

（4）对症治疗：根据患者的具体症状进行针对性治疗，如严重低钾血症可静脉滴注氯化钾等。

三、预防方法

（1）卫生教育：提高公众的卫生意识，强调洗手的必要性和饮水安全。

（2）饮用水管理：确保饮用水的清洁和安全，使用净水设备或将水煮沸。

（3）食品安全：食物应充分煮熟，避免食用生冷食品。

（4）疫苗接种：在高风险地区进行霍乱疫苗接种。

四、急救方法

（1）立即给予口服补液盐或静脉补液，迅速纠正脱水。

（2）监测和调整电解质水平，防止电解质失衡导致的并发症。

（3）对严重病例进行密切监护，必要时使用抗生素治疗。

五、急救护理措施

（一）基础护理

（1）监测患者的生命体征，特别是体温、心率和血压。

（2）确保患者摄入充足的水和电解质。

（3）保持患者的个人卫生，防止继发感染。

（二）专科护理重点

（1）对于中重型霍乱患者，密切监测脱水程度，及时补液。

（2）使用口服补液盐或静脉补液，纠正电解质失衡。

（3）观察并记录患者的排便情况，评估治疗效果。

六、灾难应对措施

（一）个体应对措施

（1）保持良好的个人卫生：用肥皂和清水彻底洗手，特别是在用餐前、如厕后和接触患者后。只饮用经过处理的水或瓶装水，避免饮用未经处理的水源。确保食物彻底煮熟，避免生食和不洁食物。

（2）注意个人防护：避免直接接触患者体液，佩戴手套、口罩、护目镜等个人防护装备，防止与患者的粪便或呕吐物接触。对可能接触到霍乱病菌的物品和环境进行定期消毒，使用含氯消毒剂处理。

（3）及时就医：若出现腹泻、呕吐和脱水等症状，应及时就医。在家中可以使用口服补液盐补充液体，帮助恢复体液平衡。

（4）避免传播：如有霍乱症状，尽量减少与他人的接触，特别是避免与家人共享食物和饮水。使用一次性纸巾处理呕吐物和腹泻物，将其妥善处理并洗手。

（二）群体应对措施

（1）公共卫生措施：确保公共饮用水源经过适当处理和消毒，防止水源被污染。建立有效的垃圾处理系统，确保废弃物得到妥善处理，避免环境污染。定期对公共场所进行清洁和消毒，特别是卫生间和公共饮水设施。

（2）疾病监测和报告：建立疾病监测系统，及时发现和报告霍乱病例，追踪感染链条。将疫情情况报告给公共卫生部门，采取适当的控制措施。

（3）社区教育和宣传：开展社区健康教育活动，提高居民对霍乱的认识，传播防控知识。对社区卫生工作者进行霍乱防控知识培训，提高其应对能力。

（4）应急响应：组建专业应急响应团队，负责疫情处理、救援和医疗救助。在疫情高发区域进行霍乱疫苗接种，降低发病率。

（5）医疗支持：在医院设立霍乱专用隔离病房，集中治疗霍乱患者，防止交叉感染。确保充足的抗生素、口服补液盐等医疗物资供应。

（6）灾后恢复：对疫情发生区域进行环境修复，包括清理和消毒被污染区域。提供心理支持和咨询服务，帮助患者及其家属减轻疫情带来的心理压力。

微测试（自主学习）

一、单选题

1. 霍乱主要通过以下哪种途径传播？（　　）

A. 空气　　B. 食物和水　　C. 血液　　D. 虫咬

2. 霍乱患者的典型症状是（　　）

A. 发热　　B. 水样腹泻　　C. 咳嗽　　D. 皮疹

3. 预防霍乱的最有效方法是（　　）

A. 接种疫苗　　B. 避免接触患者

C. 保持食物和水的清洁　　D. 使用抗生素

4. 霍乱弧菌引起的主要健康问题是（　　）

A. 呼吸衰竭　　B. 心力衰竭　　C. 肾功能衰竭　　D. 严重脱水

5. 对霍乱患者的主要治疗方法是（　　）

A. 抗病毒治疗　　B. 补液治疗　　C. 支持疗法　　D. 激素治疗

二、判断题

1. 霍乱可以通过食用受污染的食物或水感染。（　　）

2. 补液治疗是霍乱治疗的主要方法之一。（　　）

3. 霍乱弧菌是一种病毒。（　　）

4. 高危人群应接种霍乱疫苗。（　　）

5. 提供清洁的饮用水可以有效预防霍乱。（　　）

第八节　毒素

一、PBL案例（小组学习）

（一）学习目标

（1）熟悉毒素中毒的基本知识。

（2）掌握毒素中毒的应对措施及护理。

（二）PBL案例

情境：某化工厂发生了有毒气体泄漏事件，多名工人和附近居民出现中毒症状，包括呼吸困难、头晕、恶心和呕吐。公共卫生部门需要迅速采取措施控制事件并提供医疗救援。

主要讨论点：应采取哪些措施来控制毒素的扩散？

二、概况

（一）定义

毒素（Toxins）是由生物体（如细菌、真菌、植物、动物）产生的有毒物质。这些物质通常是一些会干扰生物体中其他大分子作用的蛋白质，如蓖麻毒蛋白等，对其他生物体有毒性作用，可通过多种途径进入人体，引起中毒反应。毒素引起的症状因其来源和类型不同而异。常见症状包括：①神经系统症状：如头痛、头晕、癫痫、昏迷。②消化系统症状：如恶心、呕吐、腹泻、腹痛。③心血管系统症状：如心律不齐、低血压、休克。④呼吸系统症状：如呼吸困难、咳嗽、肺水肿。⑤皮肤症状：如皮疹、瘙痒、水疱。毒素的性质多样，包括稳定性、毒性强度、抗原性等。外毒素多为蛋白质，性质不稳定，不耐热，可用化学方法处理脱毒成为类毒素；内毒素则多为脂多糖，性质相对稳定。毒素的作用机制复杂多样，主要包括破坏细胞结构、干扰生理过程、影响神经系统等。不同种类的毒素作用机制虽不同，但其共同点是都能对生物体造成不同程度的损害甚至导致生物体死亡。

毒素的致病性取决于其类型、剂量和侵入机体的途径等。微量毒素即可引起生物机能破坏，导致人畜中毒或死亡。例如，某些神经毒素仅需极少量即可导致呼吸肌麻痹和呼吸衰竭；而某些细菌内毒素虽然毒性较弱，但大量摄入后同样可引发严重疾病。毒素对人体的危害巨大，毒素积累过多会导致细胞受损，引发各脏腑、组织、细胞的功能障碍和气血失和。毒素还可阻滞气和血的正常运行，形成淤血和气滞血瘀等病理状态。此外，毒素还可破坏人体脏腑的正常功能，导致全身或局部的病理变化。长期接触或摄入毒素还可能引发慢性中毒和多种疾病，如癌症、免疫系统疾病等。毒素中毒可发生在世界各地，但在某些地区和特定环境中更为常见。例如，食物中毒在卫生条件较差的地方更易发生，而毒蛇咬伤在热带和亚热带地区更常见。

（二）分类

毒素按来源分类包括：①细菌毒素：分为外毒素和内毒素，外毒素如破伤风梭菌产生的痉挛毒素，内毒素如大肠杆菌产生的脂多糖类毒素。②真菌毒素：如黄曲霉毒素、镰刀菌毒素等，由真菌在特定条件下产生。③植物毒素：如蓖麻毒素、生物碱类毒素、相思豆毒素等，多存在于植物的种子、果实或根茎中。④动物毒素：如蛇毒、蝎毒、蜂毒等，多由有毒动物的毒腺分泌。⑤化学毒素：如重金属中毒、有机磷农药中毒。

毒素按性质分类包括：①蛋白毒素：大多数毒素为蛋白质，具有复杂的空间结构和生物活性。②非蛋白毒素：如某些细菌产生的脂多糖类毒素。

（三）研究及应用

毒素作为重要的生物活性物质，在生物学、医学和药学等领域具有广泛的应用价值。研究毒素的性质、作用机制和致病性有助于揭示生物体的生命活动规律与疾病发生机制。此外，毒素还可作为生物科学研究的重要工具药和生物农药的原料。毒素的应用领域广泛，包括药物开发、生物农药生产、环境监测等方面。例如，某些神经毒素和细胞毒素已被开发为治疗神经退行性疾病与癌症的潜在药物；而某些细菌毒素则被用作生物农药的原料以控制害虫和病害的发生。

三、预防方法

（一）检测

毒素的检测方法多种多样，包括化学分析法、生物测定法、免疫学方法等。化学分析法通过检测毒素的化学结构和组成来判定其存在；生物测定法利用毒素对生物体的毒性作用进行测定；免疫学方法利用抗体与毒素的特异性结合进行检测。

（二）预防

（1）卫生教育：提高公众对毒素中毒的认识，教育公众如何避免接触有毒物质。

（2）环境管理：消除或减少毒素来源，如加强食品安全管理、消灭有毒动物等。

（3）个人防护：佩戴防护装备，如手套、口罩、防护服等，避免直接接触毒素。

（4）预防接种：如对高危人群接种破伤风疫苗。

（5）加强食品安全监管：防止食品污染和食品中毒事件的发生。

四、急救方法

（1）立即移除患者接触的毒素来源，防止进一步中毒。

（2）根据毒素类型，给予特异性解毒剂或抗毒素。

（3）进行生命支持治疗，如心肺复苏、输液等。

五、急救护理措施

（一）基础护理

（1）监测患者的生命体征，特别是呼吸、心率和血压。

（2）维持患者的水和电解质平衡，防止脱水。

（3）提供支持性护理，如镇静、镇痛等。

（二）专科护理重点

（1）根据毒素类型，进行针对性的治疗和护理，如抗毒素治疗、催吐、洗胃等。

（2）对于神经毒素中毒的患者，密切观察神经系统症状，及时处理并发症。

（3）对于呼吸系统毒素中毒的患者，必要时给予氧疗或机械通气。

六、灾难应对措施

（一）个体应对措施

（1）个人应提高警惕，避免接触有毒物质。

（2）如发生中毒，立即寻求医疗帮助。

（二）群体应对措施

（1）公共卫生部门应加强毒素监测，及时发现和报告中毒事件。

（2）组织预防接种和卫生教育。

（3）在中毒事件发生时，采取紧急措施控制毒素扩散，提供紧急医疗救援。

微测试（自主学习）

一、单选题

1. 以下哪种毒素是由细菌产生的？（　　）

A. 黄曲霉毒素　B. 蓖麻毒素　C. 破伤风毒素　D. 蛇毒

2. 黄曲霉毒素主要来源于（　　）

A. 动物　B. 植物　C. 真菌　D. 细菌

3. 以下哪种症状不属于神经毒素中毒的表现？（　　）

A. 头痛　B. 腹泻　C. 癫痫　D. 头晕

4. 对于神经毒素中毒的患者，主要护理重点是（　　）

A. 补液　　B. 观察神经系统症状

C. 镇痛　　D. 使用抗生素

5. 抗毒素主要用于治疗（　　）

A. 细菌毒素中毒　　B. 化学毒素中毒

C. 植物毒素中毒　　D. 动物毒素中毒

二、判断题

1. 细菌毒素中毒可通过接种疫苗预防。(　　)

2. 动物毒素中毒主要通过接触有毒动物发生。(　　)

3. 真菌毒素主要通过食物进入人体。(　　)

4. 补液治疗是治疗毒素中毒的主要方法之一。(　　)

5. 毒素只能通过皮肤接触传播。(　　)

第二章　自然灾难

第一节　洪涝

一、PBL 案例（小组学习）

（一）学习目标

（1）了解洪涝灾害的定义及其对人体健康的影响。

（2）掌握洪涝灾害的个体和群体应对措施。

（二）PBL 案例

情境：某地区由于连续暴雨引发严重洪涝灾害，市区多处被淹，大量居民被困。

主要讨论点：如何组织灾民进行紧急转移和安置？

二、概况

洪涝灾害是指持续或强烈的降雨、河流决堤、海水倒灌等原因导致的洪水泛滥，淹没土地和建筑物，引发一系列次生灾害的现象。洪涝灾害在全球各地均有发生，尤以季风区和热带地区最为常见，是全球范围内影响人口最多的自然灾难之一。近年来，随着气候变化的影响，极端天气事件频发，洪涝灾害的发生频率和强度有所增加。《2023 年全球自然灾害评估报告》显示，2023 年全球洪水灾害最为频繁，共发生 152 次，比历史偏多 3.5%。每次大型洪灾都可能影响数百万人甚至数千万人的生计。洪涝灾害对人体健康的影响主要包括：①传染病：如霍乱、痢疾、伤寒等。②皮肤病：如湿疹、皮炎、足癣等。③心理健康问题：如焦虑、抑郁、创伤后应激障碍（PTSD）。④溺水和外伤：如骨折、割伤等。

三、预防方法

（1）工程措施：修建防洪堤坝、蓄水库、排水系统等。

（2）非工程措施：制定防洪预案，开展防洪演练，建立洪涝监测预警系统。

（3）社区教育：普及防洪知识，提高公众防灾避灾意识。

（4）环境保护：植树造林，保持水土，减少洪水威胁。

四、急救方法

（一）淹溺者的抢救

（1）迅速救出：将淹溺者尽快救起。

（2）保持呼吸道通畅：清除淹溺者口腔和喉头的污泥、杂草及呕吐物，松开其衣领、腰带等。

（3）排出积水：采用膝顶法或肩顶法排出淹溺者呼吸道和消化道内的积水。

（4）心肺复苏：若淹溺者无呼吸、脉搏，立即进行心肺复苏，包括胸外按压和人工呼吸。

（二）创伤处理

（1）对于外伤，应及时止血、包扎伤口，防止感染。

（2）对于骨折等严重伤害，应固定伤肢，避免移动造成二次伤害。

（三）心理救援

（1）在救援过程中，要注意安抚受害者的情绪，提供心理支持。

（2）对于出现心理创伤的人员，应及时进行心理干预。

五、急救护理措施

（一）基础护理

（1）预防传染病传播：加强个人卫生，提供清洁饮用水和食品。

（2）处理皮肤病：保持受灾者皮肤干燥，使用抗真菌药物。

（3）心理护理：提供心理支持和咨询，帮助受灾者恢复心理健康。

（4）预防溺水：教育公众水中安全知识，提供救生设备。

（二）专科护理重点

（1）传染病护理：及时发现和隔离传染病患者，进行疫苗接种。

（2）外伤护理：对淹溺者进行心肺复苏，对外伤者进行清创、包扎、固定等处理。

（3）皮肤病护理：使用药物治疗受灾者的皮肤感染，保持其皮肤清洁干燥。

六、灾难应对措施

（一）个体应对措施

（1）提前准备：准备应急包，包括食品、药品、手电筒、充电宝等必需品。熟悉逃生通道和安全疏散线路，了解自己所处位置的风险。

（2）快速撤离：一旦发现洪涝灾害的征兆，应立即撤离至安全地带。转移时避免带过多财物，确保人身安全。

（3）避免涉水：尽量不要涉水出门，如需出门应使用登山杖、棍子等探路。不要轻易下水救人，应使用救生器材或等待专业救援人员到来。

（4）保持通信畅通：确保手机等通信设备充满电，以便在紧急情况下与外界联系。关注官方发布的灾害信息和救援指令，按照要求行动。

（5）灾后恢复：灾后应及时清理家园，修复受损设施。加强卫生防疫工作，防止传染病的发生和蔓延。积极参与灾后重建工作，恢复正常的生产生活秩序。

（二）群体应对措施

建立洪涝灾害应急指挥系统；组织受灾者转移和安置；提供医疗救援和生活保障；开展灾后恢复和重建工作。

（1）清理灾区：清理灾区的残渣、废弃物和污泥等，确保灾区清洁和卫生。加强排水和消毒措施，防止传染病的蔓延。

（2）提供基本生活用品：供应基本生活用品，包括食物、饮用水、清洁用品等。确保饮用水安全，可采用煮沸消毒或氯化消毒等方法。

（3）监测健康状况：每天监测受灾者的体温、血压等生命体征，及时发现异常情况并采取措施。合理安排药物和治疗，帮助受灾者恢复健康。

（4）心理支持：与受灾者进行沟通，了解他们的精神状态，提供心理支持和安抚。组织社交活动，帮助受灾者重新建立社交网络和增强社会支持。

微测试（自主学习）

一、单选题

1. 洪涝灾害的主要原因是（　　）

A. 地震　　B. 火山爆发　　C. 持续降雨　　D. 山体滑坡

2. 洪涝灾害容易引发的传染病是（　　）

A. 流感　　B. 霍乱　　C. 肺结核　　D. 乙肝

3. 洪涝灾害后皮肤病的主要护理措施是（　　）

A. 服用抗生素　　B. 使用抗真菌药物

C. 静脉注射　　D. 做好心理辅导

4. 对淹溺者进行急救时首先要进行的是（　　）

A. 清创　　B. 止血　　C. 心肺复苏　　D. 包扎

5. 个体应对洪涝灾害时的措施不包括（　　）

A. 储备应急物资　　B. 及时转移到安全地带

C. 提供医疗救援　　D. 提高防灾避险技能

二、判断题

1. 洪涝灾害仅限于热带地区发生。（　　）

2. 对淹溺者进行心肺复苏是重要的急救措施。（　　）

3. 洪涝灾害后应加强个人卫生，预防传染病。（　　）

4. 植树造林可以减少洪涝灾害的发生。（　　）

5. 洪涝灾害发生时，应优先开展社区教育。（　　）

第二节　风雹

一、PBL 案例（小组学习）

（一）学习目标

（1）了解风雹灾害的定义及其对人体健康的影响。

（2）掌握风雹灾害的个体和群体应对措施。

（二）PBL 案例

情境：某社区在夏季突遭强对流天气影响，短时间内降下大量冰雹，导致社区内多处建筑物受损，居民受伤情况较多。社区应急管理部门需要迅速组织救援并提供医疗和心理支持。

主要讨论点：如何评估风雹灾害的影响？

二、概况

风雹灾害是一种由强对流天气引发的自然灾难，主要表现为强风和冰雹的结合，常伴有雷电、暴雨等现象。风雹灾害在全球各地均有发生，尤以温带和亚热带地区较为常见，例如，在亚洲的中国、日本、韩国、印度等国家，以及北美洲的美国、加拿大，欧洲的法国、德国等，都曾多次遭受风雹灾害的袭击。我国北方、西北和华南地区是风雹灾害多发区域。风雹灾害会对农作物、建筑物和人畜造成严重损害。

风雹灾害对人体健康的影响主要包括：①外伤：冰雹从高空急速落下，具有较大的冲击力，可以直接砸伤人体，特别是头部、四肢等暴露部位。直径较大的冰雹甚至可能造成严重的伤害，如造成骨折、内脏损伤等。②二次伤害：强风可能吹倒树木、广告牌等物体，导致人员被砸伤或划伤。同时，大风还可能引起建筑物倒塌或垮塌，导致人员伤亡。风雹灾害往往伴随着雷电天气。雷电具有极高的电压和电流，能够直接击中人体，造成严重的电击伤害，甚至导致死亡。③心理问题：如恐慌、焦虑、创伤后应激障碍。

三、预防方法

（1）气象监测：加强对风雹天气的监测和预警。

（2）建筑防护：改进建筑设计，增强抗风雹能力。

（3）农作物保护：采取防雹网等措施保护农作物。

（4）公众教育：普及风雹防护知识，提高公众自我保护意识。

四、急救方法

（1）对外伤者进行止血、包扎和固定，预防休克。

（2）对电击伤者进行心肺复苏，监测生命体征。

（3）提供紧急心理支持，减轻受灾者心理压力。

五、急救护理措施

（1）处理外伤：对受伤者进行清洗伤口、止血、包扎、固定等处理，预防感染，必要时进行手术。

（2）电击护理：监测受伤者心脏功能，提供必要的抢救措施。

（3）预防感染：对受伤者进行抗生素治疗，预防感染。

（4）心理护理：提供心理支持和咨询，开展心理干预，帮助受灾者减轻灾后心理创伤。

六、灾难应对措施

（一） 个体应对措施

（1）留意官方预警，及时避险。

（2）避开窗户、棚子等易碎或不牢固的地方。

（3）躲在坚固建筑物内，尽量保护头部和身体。

（二） 群体应对措施

（1）建立风雹灾害应急指挥系统。

（2）组织受灾者的紧急救援和转移。

（3）提供医疗救援和心理辅导。

（4）组织灾后重建和恢复工作。

微测试（自主学习）

一、单选题

1. 风雹灾害的主要成因是（　　）

A. 地震　B. 强对流天气　C. 海啸　D. 火山爆发

2. 风雹灾害最容易引发的伤害是（　　）

A. 传染病　B. 外伤　C. 中毒　D. 烧伤

3. 风雹灾害发生时，个体的最佳避险措施是（　　）

A. 躲在树下　B. 躲在车内

C. 躲在坚固建筑物内　D. 躲在阳台上

4. 对电击伤者进行急救的首要措施是（　　）

A. 清洗伤口　B. 心肺复苏　C. 包扎伤口　D. 提供心理辅导

5. 风雹灾害的特重度分型指的是（　　）

A. 小冰雹，损毁较小　B. 大冰雹，广泛损毁农作物

C. 极大冰雹，严重损毁基础设施　D. 冰雹直径较大，损毁部分建筑物

二、判断题

1. 风雹灾害仅限于热带地区发生。（　　）

2. 遇到风雹时应及时避开窗户和棚子。（　　）

3. 对电击伤者进行急救时应首先进行心肺复苏。（　　）

4. 风雹灾害的中度分型指的是冰雹直径较大，损毁农作物和部分建筑物。（　　）

5. 风雹灾害中，及时避险和提供紧急心理支持同样重要。（　　）

第三节　干旱

一、PBL 案例（小组学习）

（一）学习目标

（1）了解干旱灾害的定义及其对人体健康的影响。

（2）掌握干旱灾害的预防措施和应急处理方法。

（3）掌握干旱灾害的个体和群体应对措施。

（二）PBL 案例

情境：自 2023 年下半年以来，厄尔尼诺事件使得包括南非、津巴布韦在内的南部非洲国家暴发了严重干旱灾害，并对这些国家的粮食生产造成严重破坏。据报道，由于降雨不足，津巴布韦 80% 以上地区降雨量低于正常水平，2023—2024 年度农业季粮食产量不容乐观。至 2024 年 4 月，旱情已经导致超过 270 万人无法获得足够的食物。

主要讨论点：国际社会、联合国等机构，如何携起手来，缓解眼下的粮食危机？

二、概况

（一）定义

近年来，由于气候变化的影响，全球干旱灾害发生的频率显著增加。根据多个权威机构的数据，干旱灾害已成为全球范围内最常见的自然灾难之一。干旱灾害，指某地在某一时段内的降水量比其多年平均降水量显著偏少，导致经济活动（尤其是农业生产）和人类生活受到较大危害的现象。而干旱是指因水分的收与支或供与求不平衡而形成的持续的水分短缺现象，这种短缺可以表现为降水量不足、土壤水分缺乏或江河湖泊水位偏低等。干旱对全球的自然环境、农业生产、社会经济以及人类生活都产生了深远影响。干旱会引起农作物减产、饮水困难以及生态系统失衡等问题。全球各地均会发生干旱，尤以热带和亚热带地区为多发。非洲、南美洲和亚洲一些地区常受干旱困扰，如巴西国家自然灾害监测预警中心于 2024 年 9 月 4 日公布的报告称，巴西正面临自 1950 年有记录以来最为严重的干旱：全国干旱面积超过 500 万平方公里，占国土面积的 58%；其中，超过三分之一的国土面临“极度干旱”。干旱导致柑橘产量大幅下跌，森林火灾风险增加。由于水资源短缺和环境污染等问题，干旱地区的人们可能面临饮用水安全和卫生条件恶化等问题。这些问题容易导致疾病的发生和传播，对人类健康构成威胁。

（二）分类

干旱可以从不同角度进行分类，常见的分类方式包括：

1. 按影响范围分类

（1）气象干旱：指某时段内，由于蒸发量和降水量的收支不平衡，水分支出大于水分收入而造成水分短缺现象。气象干旱是最直观的干旱表现，主要反映在降水量的减少上。

（2）农业干旱：指在作物生育期内，由于土壤水分持续不足而造成的作物体内水分亏缺，影响作物正常生长发育的现象。农业干旱直接关系到作物的产量和质量。

（3）水文干旱：由于降水的长期短缺而造成某段时间内，地表水或地下水收支不平衡，出现水分短缺，使江河流量、湖泊水位、水库蓄水量等减少的现象。水文干旱对水资源管理和利用提出严峻挑战。

（4）社会经济干旱：由自然系统与人类社会经济系统中水资源供需不平衡造成的异常水分短缺现象。社会经济干旱涉及工业、农业、生活等多个领域，对社会经济稳定发展构成威胁。

2. 按发生季节分类

（1）春季干旱：多发生在春季，影响春播作物的生长和发育。

（2）夏季干旱：夏季是作物生长的关键时期，夏季干旱对农业生产影响尤为严重。

（3）秋季干旱：影响秋收作物的产量和质量，同时可能加剧冬季的干旱程度。

（4）冬季干旱：虽然冬季作物生长缓慢，但冬季干旱可能导致土壤墒情不足，影响来年春播。

（三）成因

干旱的成因复杂多样，主要包括自然因素和人为因素两个方面：

1. 自然因素

（1）降水不足：长时间的少雨是导致干旱的直接原因。降水量的减少使得地表水和地下水得不到有效补充，进而引发干旱。

（2）气候异常：异常天气条件如高温、风型变化等也可能导致一个地区的降雨量减少，从而引发干旱。

（3）气候系统变化：如厄尔尼诺/南方涛动（ENSO）等气候现象在造成世界不同地区的干旱方面起着至关重要的作用。

2. 人为因素

（1）全球变暖：全球变暖引起的气候变化是导致干旱和严重农业影响的重要因素之一。高温导致蒸发速度加快，土壤干涸加剧。

（2）人类活动：过度耕作、过度灌溉、森林砍伐等人类活动对土地蓄水能力产生负面影响，从而导致干旱。例如，森林砍伐减少了树木对水分的吸收和储存能力，使得土壤更容易受到风和水的侵蚀。

（四）影响

干旱的影响广泛而深远，主要包括以下几个方面：

（1）农业影响：干旱导致农作物减产甚至绝收，对农业生产造成巨大损失。同时，干旱还可能引发蝗灾等次生灾害，进一步加剧农业损失。

（2）水资源短缺：干旱使得地表水和地下水储量减少，导致水资源短缺。这不仅影响农业灌溉和工业生产用水需求，还可能影响居民生活用水安全。

（3）生态环境破坏：干旱导致植被枯萎、土壤侵蚀加剧、生物多样性丧失等生态环境问题。这些问题进一步加剧了干旱的严重程度，并增加其范围。

（4）社会经济影响：干旱对社会经济稳定发展构成威胁。农业减产导致粮食价格上涨和食品短缺问题；水资源短缺影响工业生产和居民生活用水安全；生态环境破坏则可能引发社会动荡和不安定因素。

三、预防方法

（1）加强监测预警：建立健全干旱监测预警体系，及时发布干旱预警信息，为政府决策和公众应对提供科学依据。

（2）优化水资源管理：加强水资源管理和调度工作，合理配置水资源，提高水资源利用效率。同时，加强节水宣传教育，提高公众节水意识。

（3）改善农业灌溉条件：推广节水灌溉技术如滴灌、喷灌等，减少农业灌溉用水量。同时，加强农田水利设施建设，提高农田灌溉保证率。

（4）加强生态保护与修复：加强生态环境保护和修复工作，提高植被覆盖率和土壤保水能力。通过植树造林、退耕还林还草等措施增加绿色植被面积，减少水土流失和土壤侵蚀现象的发生。

（5）实施人工增雨作业：在条件允许的情况下实施人工增雨。

四、急救方法

（1）处理急性脱水：提供口服补液盐或静脉补液。

（2）预防和治疗热射病：提供凉爽环境、及时降温、补充水分和电解质。

（3）处理感染性疾病：根据病情使用抗生素，防止病情恶化。

五、急救护理措施

（1）保证饮水安全：提供充足的洁净水源。

（2）预防疾病：加强卫生宣传，防止传染病的发生。

（3）提供营养支持：保证受灾者的基本营养需求。

（4）心理护理：提供心理支持，减轻受灾者的灾后心理压力。

（5）疾病防控：加强传染病监测和防控，预防因饮水和食物污染引发的疾病。

（6）营养护理：提供营养咨询和支持，特别是老年人和儿童。

六、灾难应对措施

（一）预警与监测

（1）重视干旱的预报：气象部门应加强对干旱的监测和预报，及时发布干旱预警信息，为抗旱决策提供科学依据。

（2）建立干旱监测网络：利用卫星遥感、地面观测等手段，建立干旱监测网络，实时掌握干旱发生、发展和变化情况。

（二）水资源管理

（1）优化水资源配置：根据干旱规律和水资源状况，合理调配水资源，优先保障居民生活用水和农业生产用水。

（2）建立严格的水资源管理制度：加强水资源节约保护，提高水资源利用率，减少浪费。

（3）采用节水灌溉方式：在农业生产中，推广滴灌、喷灌等节水灌溉技术，减少灌溉用水量。

（三）农业抗旱

（1）调整农业结构，推广耐旱品种：根据干旱规律，优化农业结构，减少耗水量大的作物种植，增加耐旱作物的种植面积。

（2）兴修水利设施：修建水库、塘坝、蓄水窖等水利设施，拦截和蓄存雨水、雾水，以备干旱时使用。

（四）生态修复与保护

（1）退耕还林，绿化环境：通过退耕还林、植树造林等措施，增加植被覆盖面积，改善生态环境，提高土壤保水能力。

（2）改善农业生态环境：因地制宜实行农林牧相结合的生态结构，改善农业生态环境，减轻和避免干旱的威胁。

（五）人工增雨

各地应积极做好人工增雨的各项准备，抓住有利天气条件进行人工增雨作业，缓解旱情。

（六）社会动员与宣传

（1）提高公众节水意识：通过宣传教育，提高公众节水意识，鼓励大家在日常生活中节约用水。

（2）倡导节水型生活方式：推广节水型器具，杜绝用水器具的跑、冒、滴、漏现象，倡导节水。

（七）应急供水

（1）采取应急供水措施：在干旱严重时期，可以采取提外水、打深井等多种应急手段，确保居民生活用水。

（2）限时或限量供水：根据水资源状况，适时采取限时或限量供水措施，保障居民基本生活用水需求。

微测试（自主学习）

一、选择题

1. 干旱的主要原因不包括以下哪项？（　　）

A. 降水不足　　B. 高温蒸发　　C. 人类活动　　D. 过度灌溉

2. 下列哪项不是干旱造成的社会影响？（　　）

A. 农民收入减少　　B. 城市水资源短缺

C. 引发大规模迁移　　D. 改善公共卫生条件

3. 干旱应对措施中，以下哪项是错误的？（　　）

A. 建立水库和灌溉系统　　B. 提高农业用水效率

C. 增加森林砍伐　　D. 推广耐旱作物种植

4. 干旱的气候指标主要是（　　）

A. 降水量　　B. 气温　　C. 风速　　D. 日照时数

5. 干旱时期常见的健康问题是（　　）

A. 皮肤病　　B. 呼吸系统疾病

C. 营养不良　　D. 传染病

二、判断题

1. 干旱期间，地下水资源会迅速补充地表水资源的不足。（　　）

2. 移民潮是干旱造成的社会影响之一。（　　）

3. 干旱对生态系统的影响通常是正面的，有利于物种多样性。（　　）

4. 干旱可能会导致水体污染的加剧。（　　）

5. 干旱监测可以通过气象数据和遥感技术进行。（　　）

第四节　台风

一、PBL 案例（小组学习）

（一）学习目标

（1）了解台风的定义及其对人体健康和环境的影响。

（2）掌握台风灾害的预防措施和应急处理方法。

（二）PBL 案例

情境：某沿海城市在夏季突遭强台风袭击，台风造成大范围停电、建筑物受损和人员伤亡。市政府需要迅速组织救援并提供医疗和心理支持。

主要讨论点：如何为受灾者提供心理支持？

二、概况

台风是热带气旋的一种，通常在西北太平洋地区形成，具有极大的破坏力，主要表现为强风、大雨和风暴潮。我国把西北太平洋的热带气旋按其底层中心附近最大平均风力（风速）划分为6个等级，中心附近风力达12级或以上的，统称为台风。根据世界气象组织的定义，中心风力一般达到12级以上、风速达到每秒32.7米的热带气旋均可称为台风（或飓风）。台风一般在夏秋季节最为活跃，对沿海地区的影响尤为严重。台风主要在热带和亚热带地区形成，我国东南沿海地区如广东、福建、浙江等省份为台风频发地区。例如，2024年台风“摩羯”，这是自1949年以来秋季登陆我国最强的台风，也是北部湾海面上活动最强的台风。它先后四次登陆菲律宾、中国海南和广东、越南沿海，给中国华南南部带来大范围强风及暴雨，破坏力极大，影响严重。台风常带来狂风、暴雨和风暴潮，具有强大的破坏力，可能引发洪涝、滑坡、泥石流等次生灾害。台风给人类带来灾害的同时，也给人类带来益处，如送来丰沛的淡水资源，对改善淡水供应和生态环境有重要意义。台风对人体和环境的影响主要包括：①强风：可能导致建筑物破坏、树木倒伏、飞物伤人等。②暴雨：导致洪涝灾害，引发滑坡、泥石流等次生灾害。③风暴潮：引发沿海地区海水倒灌，淹没农田和城镇。④心理问题：使人们产生焦虑、恐慌、创伤后应激障碍。

三、预防方法

（1）气象监测：加强对台风的监测和预警。

（2）建筑防护：提高建筑物抗风能力，确保基础设施的牢固性。

（3）避险措施：提前疏散危险区域人员，储备应急物资。

（4）公众教育：普及台风防护知识，提高公众防灾意识。

四、急救方法

（一）基本原则

（1）在救助他人时，不要贸然施救，注意周围情况，保证自身安全。

（2）尽快将受伤者转移到安全的地方再进行急救。

（3）对受伤者进行止血、包扎和固定，防止感染。

（4）对严重受伤者进行紧急抢救和转移，及时送医治疗。

（5）提供心理支持，帮助受灾者应对心理压力。

（二）具体措施

（1）止血：对于出血的伤口，需尽快止血。较小的伤口可用清洁的手指或戴上无菌手套后按压止血；较大的伤口可用纱布、干净的白布等按压止血。

（2）包扎：止血后进行包扎，选择无菌材料或尽可能干净的材料，注意包扎力度适中。

（3）固定：对于骨折等伤情，需进行固定以防止二次伤害。可使用夹板、硬木板等物品放在伤口两侧进行固定，并用布条等绕一圈系好。

（4）心肺复苏：如发现触电者心跳、呼吸停止，应立即进行心肺复苏，并及时拨打 120 急救电话。

五、急救护理措施

（1）处理外伤：及时处理伤口，清洗、消毒、包扎伤口，预防感染，必要时进行手术治疗。

（2）心理护理：提供心理支持，开展心理干预，帮助受灾者应对心理创伤，减轻灾后心理创伤。

（3）保健护理：确保饮用水和食品的卫生安全，预防传染病。

（4）慢性病护理：确保慢性病患者在灾害期间的用药和治疗连续性。

六、灾难应对措施

（一）个体应对措施

（1）听从官方预警，及时避险：及时收听、收看或上网查阅台风预警信息，了解台风的最新动态。

（2）储备应急物资和食品：储备一定数量的食物、饮用水、药品和日用品，并备好移动电源、手电筒等应急物品。

（3）当台风来临时，尽量待在安全、坚固的房屋内，紧闭门窗并远离迎风门窗。

（4）避免外出，特别是老人和孩子。如必须外出，注意避开高大建筑和危险区域。

（5）检查室内电源、燃气等设施是否安全，避免触电和火灾等次生灾害。

（二）群体应对措施

（1）建立应急指挥系统。

（2）组织社区居民的紧急疏散和安置。

（3）提供医疗救援和心理支持。

（4）组织灾后重建和恢复工作，台风过后及时检查房屋、门窗是否牢固可靠；电器是否有短路等问题。

（5）加强卫生防疫工作，清理受潮的地面、衣物等物品并喷洒消毒水以防蚊虫滋生。

（6）注意出行安全，避免涉水行走以防触电等危险。

微测试（自主学习）

一、单选题

1. 台风的主要成因是（　　）

A. 地震　　B. 热带气旋　　C. 火山爆发　　D. 山体滑坡

2. 台风灾害中最常见的次生灾害是（　　）

A. 海啸　　B. 洪涝　　C. 地震　　D. 干旱

3. 预防台风灾害的重要措施是（　　）

A. 进行疫苗接种　　B. 加强气象监测

C. 提供心理支持　　D. 增强体育锻炼

4. 台风灾害后，为防止传染病传播，应注意（　　）

A. 多吃蔬菜水果　　B. 保持饮用水和食品的安全

C. 加强体育锻炼　　D. 提供心理辅导

5. 台风灾害发生后，重要的群体应对措施是（　　）

A. 增强体育锻炼　　B. 提供心理支持

C. 组织社区居民疏散和安置　　　　D. 进行疫苗接种

二、判断题

1. 台风是热带气旋的一种，通常在西北太平洋地区形成。(　　)

2. 台风灾害仅限于沿海地区发生。(　　)

3. 台风来临时应避免外出，远离危险区域。(　　)

4. 台风灾害发生时，应提前疏散危险区域人员。(　　)

5. 台风灾害后，应确保饮用水和食品的卫生安全。(　　)

第五节　地震

一、PBL 案例（小组学习）

（一）学习目标

（1）了解地震的定义及其对人体健康和环境的影响。

（2）掌握地震灾害的个体和群体应对措施。

（二）PBL 案例

情境：某社区在夜间突遭强烈地震，建筑物倒塌，许多居民被困，部分人员受伤。社区需要迅速组织救援并提供医疗和心理支持。

主要讨论点：地震灾害中应如何处理受伤居民？

二、概况

地震是地壳在构造应力作用下突然破裂和释放能量的现象，通常表现为地面的震动和破裂。地震的能量通过地震波传播，可以导致地表破坏和次生灾害。地球上每年发生 500 多万次地震，平均每天要发生上万次地震。但其中绝大多数地震由于规模较小或距离较远，人类无法感知。人们可以感觉出来的地震仅占全部地震的 1% 左右。地震主要发生在地震带上，如环太平洋地震带、欧亚地震带等，这些地区的地震活动相对较为集中。在过去十几年中，全球也发生了多起重大地震事件，如

2010 年 1 月 12 日（当地时间）海地 7.3 级地震、2011 年 3 月 11 日日本 9.0 级地震（引发福岛核事故）、2013 年“4·20”四川芦山 7.0 级地震、2015 年“4·25”尼泊尔 8.1 级地震等。这些地震均造成了重大的人员伤亡和财产损失。地震造成的影响包括：①强烈震动：地表剧烈震动，建筑物、桥梁等设施可能倒塌。②次生灾害：引发山体滑坡、泥石流、火灾、海啸等。③心理影响：使人们产生恐慌、焦虑、创伤后应激障碍。地震可以发生在全球任何地方，尤其是位于板块交界处的地区更为频繁。我国的地震多发区主要集中在四川、西藏、云南等地。

三、预防方法

（1）建筑防震：提高建筑物的抗震设计和施工质量。

（2）应急预案：制定并演练地震应急预案。

（3）公共教育：普及地震知识和自救互救技能，提高公众防震意识。

（4）地震监测：加强地震监测和预警系统建设。

四、急救方法

（一）自救措施

（1）保持冷静：地震发生时，首先要保持冷静，不要惊慌失措。

（2）寻找安全空间：如果在室内，应迅速躲到坚固的家具下或墙角处，避免被掉落的物品砸伤。如果在室外，应远离高大建筑物、树木、电线杆等，以防被砸伤或触电。

（3）保护头部：用双手护住头部，以防被砸伤。

（4）保持呼吸畅通：如果被困在废墟中，应尽量清除口鼻周围的异物，保持呼吸畅通。

（5）发出求救信号：如果被困在废墟中，应通过敲击硬物等方式发出求救信号，等待救援。

（二）互救措施

（1）确保自身安全：在救援他人之前，首先要确保自己的安全。

（2）优先救助重伤员：先救助重伤员，特别是那些处于危险境地或需要紧急医疗救治的人员。

（3）科学施救：在施救过程中，要遵循科学的方法，避免造成二次伤害。例如，在搬运伤员时要使用担架或门板等硬物，避免直接用手或绳索等软物搬运。

五、急救护理措施

（1）外伤护理：及时清洗、消毒、包扎伤口，预防感染。

（2）心理护理：地震后，受灾者往往会出现恐慌、焦虑等心理问题。因此，要做好心理护理工作，提供心理支持、心理疏导和治疗，缓解受灾者的焦虑和恐惧，帮助他们稳定情绪、树立信心，减轻创伤后应激反应。

（3）身体护理：对于受伤人员，要及时进行身体护理。包括清理伤口、止血包扎、固定骨折部位等。同时，要注意保暖和防止感染。

（4）饮食护理：为受灾者提供干净卫生的饮用水和食物，确保他们的基本生活需求得到满足。同时，要注意饮食搭配和营养均衡。

（5）重症护理：针对严重外伤、骨折和内伤的患者进行专业护理。

（6）慢性病护理：确保慢性病患者的用药和治疗连续性。

六、灾难应对措施

（一）个体应对措施

（1）学习和掌握地震避险知识，发生地震时保持冷静，迅速避险。

（2）准备应急包，储备食物和饮用水。

（3）遵循官方指示，及时疏散。

（二）群体应对措施

（1）建立和完善地震应急指挥系统，加强地震预警和监测工作，提前做好防灾减灾准备。

（2）组织和实施救援和医疗救治工作。

（3）设立避难所，提供基本生活保障和心理支持。

（4）地震发生后要迅速组织力量进行灾后恢复工作，包括抢修基础设施、安置受灾群众、开展防疫消毒等工作。同时要加强灾后心理疏导和重建工作。

（5）应急演练：定期组织地震应急演练活动，提高公众的防灾减灾意识和自救互救能力。同时，加强应急救援队伍的建设和培训工作。

微测试（自主学习）

一、单选题

1. 地震是由什么原因引起的？（　　）

A. 气候变化　　B. 地壳构造应力作用

C. 人类活动　　D. 火山爆发

2. 地震后常见的次生灾害是（　　）

A. 洪水　　B. 火山喷发　　C. 海啸　　D. 龙卷风

3. 地震发生时，个体应对的最佳措施是（　　）

A. 躲在窗户旁　　B. 迅速跑出建筑物

C. 躲在桌子下　　D. 站在门口

4. 在地震救援中，下列哪种设备最常用于搜索被困人员？（　　）

A. 无人机　　B. 热成像仪　　C. 卫星电话　　D. GPS 定位器

5. 地震灾害发生后，重要的群体应对措施是（　　）

A. 增强体育锻炼　　B. 提供心理支持

C. 疏散和安置社区居民　　D. 进行疫苗接种

二、判断题

1. 地震灾害仅限于发生在地壳运动频繁的地区。（　　）

2. 地震发生后，应立即使用电梯迅速离开建筑物。（　　）

3. 地震预警系统可以在地震发生前几个小时发出警报。（　　）

4. 地震发生后，确保饮用水和食品的安全非常重要。（　　）

5. 地震发生后，应立即关闭电源和燃气阀门，以防火灾和其他次生灾害。（　　）

第六节　地质灾害

一、PBL 案例（小组学习）

（一）学习目标

（1）了解地质灾害的定义及其对人体健康和环境的影响。

（2）掌握地质灾害的预防措施和应急处理方法。

（二）PBL 案例

情境：某山区由于连续降雨，山体出现滑坡迹象，部分居民房屋已受损。村庄需要迅速组织避险和救援工作。

主要讨论点：你作为村庄应急管理部门的一员，应如何评估滑坡灾害的风险？

二、概况

地质灾害是由自然或人为因素引起的地质环境改变，导致地质体发生变形、破坏，并对人类生命财产和自然环境造成危害的事件。常见的地质灾害包括崩塌、滑坡、泥石流、地面塌陷、地裂缝、地面沉降六种主要类型。滑坡：山体或土层沿一定滑动面向下滑动。泥石流：大量泥沙和水混合物快速流动。滑坡和泥石流主要发生在山区或丘陵地带，特别是在雨季或暴雨过后。这些灾害会破坏道路、桥梁等基础设施，对交通运输和居民生活造成严重影响。地面沉降：地面逐渐或突然下沉，影响建筑物和基础设施。崩塌：岩体或土体突然脱离母体并迅速下滑。地面沉降和崩塌通常与人类活动有关，如过度抽取地下水、矿产开采等。这些灾害会导致地面标高降低，甚至形成塌陷坑洞，对建筑物和人类安全构成威胁。

地质灾害可以发生在全球任何地方，尤其是在地质构造活动活跃、气候多变和人类工程活动频繁的地区，但不同地区的灾害类型和频率存在差异。我国的地质灾害高发区主要集中在西南、华北、东北等地区。喜马拉雅山脉的冰川断裂引发的洪水灾害，以及缅甸帕敢矿区的废土堆坍塌等，都是近年来全球地质灾害的典型案例。

三、预防方法

（1）监测预警：建立地质灾害监测预警系统，及时发布预警信息。

（2）工程防护：实施工程措施，如修建挡土墙、排水工程等，减少灾害发生的可能性。

（3）规划管理：合理规划土地利用，避免在易发地质灾害区建造建筑物。

（4）公众教育：普及地质灾害知识，提高公众的防灾减灾意识和能力。

四、急救方法

（1）止血：使用压力包扎或止血带进行止血。

（2）包扎：清洗伤口后进行无菌包扎。

（3）固定：使用夹板等工具固定骨折部位。

（4）心肺复苏：对心跳和呼吸停止的患者进行心肺复苏。

五、急救护理措施

（1）伤口处理：及时清洗、消毒和包扎伤口，预防感染。

（2）骨折固定：对骨折患者进行临时固定，防止二次伤害。

（3）心理支持：提供心理安慰和支持，缓解受灾者心理压力。

（4）重症监护：对重伤员进行专业护理，监测生命体征，提供必要的医疗支持。

（5）康复护理：帮助伤员进行康复训练，促进功能恢复。

（6）慢性病管理：确保慢性病患者在灾后得到持续治疗和护理。

六、灾难应对措施

（一）个体应对措施

（1）学习和掌握地质灾害避险知识，准备应急包，储备食物和饮用水。

（2）在灾害发生时，迅速避险，保护自身安全。

（二）群体应对措施

（1）建立地质灾害应急指挥系统，组织和实施救援与医疗救治工作。

（2）设立临时避难所，为受灾者提供基本生活保障和心理支持。

（3）组织灾后重建和恢复工作，恢复正常生活秩序。

微测试（自主学习）

一、单选题

1. 地质灾害是什么原因引起的？（　　）

A. 自然或人为因素　　B. 气候变化

C. 海洋活动　　D. 生物活动

2. 哪一项不属于地质灾害？（　　）

A. 滑坡　　B. 泥石流　　C. 崩塌　　D. 地震

3. 可以有效预防滑坡灾害的措施是（　　）

A. 修建挡土墙　　B. 增加绿化面积

C. 增强体育锻炼　　D. 提高建筑物抗震设计

4. 泥石流的主要成分是（　　）

A. 泥土和沙石　　B. 水和泥土　　C. 沙石和水　　D. 泥土、沙石和水

5. 地质灾害的预防措施不包括（　　）

A. 监测预警　　B. 工程防护　　C. 规划管理　　D. 提供心理辅导

二、判断题

1. 地质灾害是由地质环境的自然变化引起的。（　　）

2. 地质灾害只发生在地质体活跃的地区。（　　）

3. 泥石流是一种混合大量泥沙和水的快速流动现象。（　　）

4. 滑坡灾害发生时，应迅速跑出建筑物。（　　）

5. 地质灾害发生时，应尽量躲避在坚固的建筑物内。（　　）

第七节 低温冷冻

一、PBL 案例（小组学习）

（一）学习目标

（1）了解低温症和冻伤的定义及其对人体健康的影响。

（2）掌握低温症和冻伤的早期识别与急救处理方法。

（3）学会预防低温症和冻伤的基本措施。

（二）PBL 案例

情境：某登山队在高海拔地区进行登山活动时突然遇到暴风雪，几名队员出现低温症和冻伤症状，急需进行应急处理和护理。

主要讨论点：如何评估队员的低温症和冻伤症状?

二、概况

低温冷冻包括低温症（Hypothermia）和冻伤（Frostbite）。

低温症是指人体核心体温低于35℃的状态，这是一种可能危及生命的状况。多见于长时间暴露于低温环境，如寒冷的户外或冷水环境，导致人体迅速散热。低温症分为：①轻度（32℃ ~35℃）：表现为颤抖、言语不清、协调障碍、疲倦；②中度（28℃ ~32℃）：表现为肌肉僵硬、呼吸和心跳变慢、困倦、意识模糊；③重度（ <28℃）：表现为昏迷、无反应、心跳停止、死亡。

冻伤是指人体暴露在低温环境中导致局部组织冻结和损伤。临床上按冻伤严重程度将其分为四度：①Ⅰ度冻伤（红斑性冻伤）：仅影响皮肤浅层，主要表现为皮肤苍白、红肿、发痒、刺痛和感觉异常，无水疱形成。②Ⅱ度冻伤（水疱性冻伤）：涉及皮肤全层受损，48 小时内水疱形成、皮肤变白或呈灰色。③Ⅲ度冻伤：涉及皮肤全层及皮下组织受损，皮肤发黑、感觉消失、组织坏死，伴有剧烈疼痛。④Ⅳ度冻伤：造成皮肤、皮下组织、肌肉甚至骨骼冻伤，运动、感觉功能消失，易继发感染合并湿性坏疽。

三、预防方法

（1）提前做好气象预警，及时发布雪灾预警信息。

（2）确保道路、桥梁和电力设施的维护与防护。

（3）向公众提供防寒知识教育，特别是在高风险地区。

（4）受灾者穿戴适宜的保暖衣物，避免长时间暴露在寒冷环境中。

（5）受灾者保持身体干燥，避免潮湿。

（6）受灾者摄取足够的热量和水分。

（7）受灾者避免饮酒和使用某些药物（如镇静剂），因为它们可能会加速体温下降。

四、急救方法

（一）低温症

（1）迅速加温保暖：将患者移至温暖环境，进行被动或主动加温。

（2）做好保暖措施：包裹患者，并使用毯子、温水袋等加温措施。

（3）实施复苏措施：如果患者心跳、呼吸停止，立即进行心肺复苏。

（二）冻伤

（1）避免再冻伤：不要按摩或搓揉患者冻伤部位。

（2）温水浸泡：将患者冻伤部位放入温水中解冻，时间为 20 ~ 30 分钟。

（3）医疗救助：尽快送医，进行进一步处理。

（三）创伤

（1）进行止血、包扎和固定等基础创伤处理。

（2）必要时进行心肺复苏。

（3）及时送医，进行进一步处理。

五、急救护理措施

（一）基础护理

（1）移至温暖环境：将患者移至温暖、干燥的地方。

（2）更换衣物：去除患者身上湿冷的衣物，换上干燥、保暖的衣物。

（3）使用温水袋：使用温水袋（不超过40℃）加热躯干，不加热四肢，以防止血液回流造成核心体温进一步下降。

（4）温水浸泡：将患者冻伤部位浸泡在37℃～39℃的温水中20～30分钟。

（5）包扎保护：用无菌敷料轻轻包扎冻伤部位，避免摩擦。

（6）必要时进行心肺复苏和其他紧急复苏措施。

（二）专科护理重点

（1）监测患者生命体征，特别是体温、心率、呼吸和血压，通过静脉注射温热液体。

（2）评估患者冻伤的深度和范围，预防感染，提供镇痛药物，考虑手术干预如清创或截肢。

六、灾难应对措施

（一）个体应对措施

（1）提前了解雪灾预警信息，避开高风险区域。

（2）准备好防寒装备，如保暖的衣物、毯子、食物和饮用水。

（3）学会识别低温症和冻伤的早期症状。

（4）学习基本的急救知识，特别是低温症和冻伤的处理方法。

（二）群体应对措施

（1）建立雪灾应急预案，明确各部门职责。

（2）设立临时避难所，为受灾者提供基本生活保障和医疗救助。

（3）组织社区防灾演练，提高公众防灾减灾意识。

（4）准备移动加温站和医疗援助。

微测试（自主学习）

一、单选题

1. 低温症是指人体核心体温低于（　　）

A. 36℃　　B. 35℃　　C. 34℃　　D. 33℃

2. 下列哪项不属于低温症的症状？（　　）

A. 颤抖　　B. 言语不清　　C. 呼吸加快　　D. 协调障碍

3. Ⅱ度冻伤是指（　　）

A. 表皮受损　　B. 真皮受损　　C. 皮下组织受损　D. 皮肤变黑

4. 重度低温症是指核心体温低于（　　）

A. 30℃　　B. 29℃　　C. 28℃　　D. 27℃

5. 冻伤的最佳处理方法是（　　）

A. 用热水加热冻伤部位　　B. 按摩冻伤部位

C. 将冻伤部位浸泡在温水中　　D. 用酒精搓擦冻伤部位

二、判断题

1. 冻伤的症状包括皮肤发红、刺痛。（　　）

2. 冻伤时可以用热水袋加热冻伤部位。（　　）

3. 应迅速将低温症患者移至温暖、干燥的地方。（　　）

4. 进行冻伤处理时，应摩擦冻伤部位。（　　）

5. 低温症的严重程度与核心体温密切相关。（　　）

第三章　化学、核/辐射灾难

第一节　神经性毒剂

一、PBL 案例（小组学习）

（一）学习目标

（1）了解神经性毒剂的定义及其对人体健康的影响。

（2）掌握神经性毒剂中毒的临床症状和急救处理方法。

（二）PBL 案例

情境：某城市遭受了恐怖袭击，多名市民因神经性毒剂出现流涎、缩瞳、肌肉抽搐等症状，被紧急送往医院救治。

主要讨论点：如何评估和识别神经性毒剂中毒的症状？

二、概况

神经性毒剂是一类通过影响神经系统功能而致病的化学物质，常见的有沙林（Sarin）、塔崩（Tabun）、梭曼（Soman）和维埃克斯（VX）等。这些毒剂都属于有机磷或有机磷酸酯类化合物。神经性毒剂性质稳定，通常无刺激性，但具有极强的毒性，作用迅速，可导致严重的神经系统损伤和死亡，通常通过皮肤接触、吸入或消化道摄入进入人体。

神经性毒剂中毒的症状包括：①早期症状：流涎、流泪、流涕、缩瞳、视力模糊、胸闷、呼吸困难、恶心、呕吐、腹痛、腹泻。②中期症状：肌肉抽搐、全身无力、步态不稳、震颤、头痛、意识模糊。③晚期症状：呼吸衰竭、昏迷、癫痫样发作、心脏骤停。神经性毒剂多用于军事和恐怖袭击，如 1995 年 3 月 20 日东京地铁沙林毒气袭击事件等，虽发生率不高，但其潜在威胁和严重后果仍需密切关注。

三、预防方法

（1）个人防护：使用防毒面具、防护服等装备，避免暴露于神经性毒剂环境中。

（2）环境控制：检测和清除污染源，使用密封和通风措施。

（3）教育培训：提高公众和专业人员对神经性毒剂的认识与应对能力。

四、急救方法

（1）立即将中毒者移离污染环境，避免进一步暴露。

（2）去除中毒者身上的污染物，脱去被污染的衣物。

（3）给予中毒者氧气吸入，保持呼吸道通畅。

（4）皮肤接触中毒者用肥皂水或清水彻底清洗皮肤。

（5）立即注射解毒药物，如阿托品和氯解磷定。

（6）及时送医，进行进一步治疗。

五、急救护理措施

（1）监测中毒者生命体征，特别是呼吸和心率。

（2）保持中毒者呼吸道通畅，必要时给予氧气。

（3）安抚中毒者，缓解其紧张和恐惧的情绪。

（4）使用解毒药物，如阿托品和氯解磷定。

（5）密切观察中毒者的神经系统症状，及时处理癫痫样发作。

（6）维持中毒者血压和心功能的稳定，防止休克。

六、灾难应对措施

（一）个体应对措施

（1）提前了解神经性毒剂的基本知识和防护方法。

（2）配备个人防护装备，如防毒面具和防护服。

（3）学习基本急救知识，特别是如何使用解毒药物。

（二）群体应对措施

（1）制定神经性毒剂应急预案，明确各部门职责。

（2）加强公共场所的安全检查，预防恐怖袭击。

（3）组织应急演练，提高应急响应能力。

（4）配备足够的解毒药物和防护装备。

微测试（自主学习）

一、单选题

1. 以下哪种不属于神经性毒剂？（　　）

A. 沙林　　B. 维埃克斯　　C. 氯气　　D. 塔崩

2. 神经性毒剂早期中毒症状不包括？（　　）

A. 流涎　　B. 头痛　　C. 流泪　　D. 缩瞳

3. 处理神经性毒剂中毒者时应首先（　　）

A. 注射解毒药物　　B. 进行心肺复苏

C. 移离污染环境　　D. 氧疗

4. 神经性毒剂中晚期中毒症状不包括？（　　）

A. 呼吸困难　　B. 恶心　　C. 昏迷　　D. 癫痫样发作

5. 阿托品的主要作用是？（　　）

A. 镇痛　　B. 抗感染　　C. 解痉　　D. 解毒

二、判断题

1. 神经性毒剂主要通过皮肤接触和吸入途径进入人体。（　　）

2. 处理神经性毒剂中毒者时应先进行心肺复苏。（　　）

3. 神经性毒剂中毒的主要症状是呼吸困难和肌肉抽搐。（　　）

4. 应对神经性毒剂灾难时应鼓励公众自行配制解毒药物。（　　）

5. 预防神经性毒剂中毒的有效措施包括使用防毒面具和防护服。（　　）

第二节　糜烂性毒剂

一、PBL 案例（小组学习）

（一）学习目标

1. 掌握糜烂性毒剂的概念、分类、中毒症状及中毒机制。
2. 能够根据糜烂性毒剂中毒的不同症状进行初步的诊断和处理。

（二）PBL 案例

情境：恐怖分子在某城市地铁站释放糜烂性毒剂，造成大量人员中毒。医院接收到大量皮肤、眼睛和呼吸道受损的伤员，急诊科需要迅速组织救援工作。

主要讨论点：如何进行灾难应对和群体疏散，减少进一步的伤害。

二、概况

糜烂性毒剂，又称起疱剂，是一类能直接损伤组织细胞，引起局部炎症，并使人在吸收后全身中毒的化学战剂。糜烂性毒剂的主要代表有芥子气（$C_4H_8SCl_2$）、路易氏剂（$C_2H_2AsCl_3$）和氮芥（$C_6H_{12}NCl_3$）。

糜烂性毒剂中毒常见症状包括：①皮肤损伤：红斑、水肿、水疱、坏死和溃疡。②眼损伤：结膜炎、角膜炎，严重时可致全眼炎。③呼吸道损伤：初期类似重感冒或支气管炎，严重时出现呼吸困难、窒息或肺炎。④消化道损伤：恶心呕吐、厌食、腹泻及柏油样便，严重者可致胃穿孔。⑤神经系统损伤：中毒时早期出现兴奋和惊厥，随后转入抑制麻痹。⑥造血系统损伤：骨髓空虚，造血细胞破坏和消失。

糜烂性毒剂在战争中被广泛使用，特别是芥子气，因其高效的杀伤力和长期毒性，被称为“毒剂之王”。糜烂性毒剂主要通过皮肤、眼、呼吸道等途径使人中毒，引起皮肤、黏膜组织细胞损伤，产生炎症、糜烂、坏死等病理变化，并能自局部进入体内，使人出现广泛的全身性中毒，出现如恶心、呕吐、头痛、乏力等症状，严重时可能危及生命。

三、预防方法

（1）个人防护：穿戴防护服、防毒面具和手套，避免皮肤和呼吸道暴露。

（2）环境防护：使用封闭空间或过滤系统，避免进入污染区域。

（3）培训和演练：定期进行化学防护培训和应急演练，提高公众应对能力。

四、急救方法

（1）皮肤染毒：立即用专业洗消器材或吸水材料清除毒剂，然后用消毒液清洗，再用清水冲洗。

（2）眼染毒：用大量清水或专用洗眼液冲洗，尽早使用抗生素眼药水和眼膏。

（3）呼吸道染毒：用碳酸氢钠或净水漱口、洗鼻，针对症状给予对症治疗。

（4）消化道染毒：尽早催吐、洗胃，口服活性炭粉，禁食并给予胃肠外营养。

五、急救护理措施

（1）迅速将中毒者撤离毒区，清除毒剂。

（2）使用专业洗消器材或消毒液对中毒者的皮肤、眼睛、呼吸道等染毒部位进行清洗，并根据损伤程度进行包扎或湿敷。

（3）保持中毒者呼吸道通畅，使用支气管扩张剂和糖皮质激素缓解支气管痉挛。

（4）给予中毒者充分的营养支持和心理安慰，防止并发症。

六、灾难应对措施

（一）个体应对措施

（1）自我保护：迅速撤离被污染区域，尽量避免接触毒剂。

（2）急救处理：及时进行自我急救，尽快脱掉被污染衣物，用清水冲洗受污染的部位。

（3）医疗求助：尽快就医，接受专业医疗处理和治疗。

（二）群体应对措施

（1）紧急疏散：组织受污染区域的人员迅速疏散，避免大规模中毒事件。

（2）环境清理：对被污染区域进行彻底清理，消除毒剂残留。

（3）信息通报：及时向公众通报毒剂信息和应对措施，避免恐慌和混乱。

微测试（自主学习）

一、单选题

1. 芥子气中毒后，皮肤损伤的典型临床分期不包括（　　）

A. 红斑期　　B. 水疱期　　C. 溃疡期　　D. 恢复期

2. 糜烂性毒剂的主要作用是（　　）

A. 导致神经系统损伤　　B. 引起皮肤和黏膜的水疱与糜烂

C. 破坏血液系统　　D. 引起心脏骤停

3. 芥子气属于哪类化学战剂？（　　）

A. 神经毒剂　　B. 血液毒剂　　C. 糜烂性毒剂　　D. 催泪剂

4. 针对糜烂性毒剂中毒者的主要急救措施是（　　）

A. 吸入氧气　　B. 使用抗生素

C. 脱离污染源并用清水冲洗　　D. 进行心肺复苏

5. 下列哪项不是糜烂性毒剂引起的常见症状？（　　）

A. 皮肤发红和产生水疱　　B. 眼睛刺痛和流泪

C. 呼吸困难和咳嗽　　D. 心脏骤停

二、判断题

1. 芥子气是最常见的糜烂性毒剂之一。（　　）

2. 针对糜烂性毒剂中毒者的主要急救措施是进行心肺复苏。（　　）

3. 糜烂性毒剂的伤害仅限于皮肤表面，不会影响内脏。（　　）

4. 糜烂性毒剂的中毒症状通常在五个小时内出现。（　　）

5. 糜烂性毒剂的使用在国际法上是被禁止的。（　　）

第三节 呼吸毒剂

一、PBL 案例（小组学习）

（一）学习目标

（1）了解呼吸毒剂的种类、作用机制及症状表现。

（2）掌握呼吸毒剂的急救处理和护理措施。

（二）PBL 案例

情境：某化工厂发生化学品泄漏事故，导致大量呼吸毒剂扩散。多名工人出现中毒症状，急需应急处理和医疗救助。

主要讨论点：针对不同程度的中毒者，如何制订急救和护理方案？

二、概况

呼吸毒剂是一类通过呼吸道进入体内，干扰正常呼吸功能的有毒物质。呼吸毒剂根据其作用机制可分为外呼吸抑制剂和内呼吸抑制剂。①外呼吸抑制剂主要通过物理作用引起生物体窒息，如堵塞或覆盖气门使生物体不能呼吸，阻断气管内的气体与外界空气交换。②内呼吸抑制剂：作用于生物体内的呼吸酶系，通过抑制氧化代谢过程，从而抑制呼吸功能。这类毒剂包括各种熏蒸毒气、鱼藤酮、氟乙酸及其衍生物等。呼吸毒剂可以引起呼吸道损伤、肺部疾病、神经系统损害、心血管系统疾病，甚至系统性中毒。此外，某些呼吸毒剂还可能具有致癌、致畸和致突变等潜在危害。常见的呼吸毒剂包括神经毒剂、窒息剂和刺激性气体等。常见中毒症状包括：咳嗽、呼吸急促、呼吸困难、胸痛、喉咙痛、流涕、头痛、眩晕。严重中毒者可出现呼吸衰竭、肺水肿、身体青紫、意识丧失、昏迷、痉挛等症状。呼吸毒剂通常出现在工业事故、化学品泄漏、恐怖袭击和自然灾害中。在农业生产中常被用作杀虫剂，用于防治害虫。呼吸毒剂流行情况与当地工业活动、化学品使用频率以及安全管理水平密切相关。由于其具有毒性，使用时需要严格控制剂量和使用方法，以避免对环境和人体造成危害。

三、预防方法

（1）风险评估：定期评估使用或储存有毒化学品的设施，采取适当的安全措施。

（2）个人防护：佩戴适当的呼吸防护设备（如面罩、呼吸器）。

（3）环境控制：确保工作场所通风良好，使用气体探测器监测有害气体浓度。

（4）应急准备：制订和演练应急响应计划，包括疏散和急救措施。

四、急救方法

（1）移至新鲜空气中：立即将中毒者转移到新鲜空气中。

（2）呼吸支持：如中毒者出现呼吸衰竭，进行人工呼吸或氧气吸入。

（3）洗涤暴露部位：如有化学品接触中毒者皮肤或眼睛，迅速用大量清水冲洗。

（4）医疗救助：及时呼叫医疗急救服务，提供详细的中毒信息。

五、急救护理措施

（1）监测中毒者生命体征：如呼吸、脉搏、血压。

（2）支持性护理：提供氧气支持，保持中毒者呼吸道通畅。

（3）急救措施：针对具体中毒类型进行急救，如给予解毒剂（如亚硝酸钠和硫代硫酸钠）。

（4）呼吸系统支持：使用呼吸机或其他辅助呼吸设备，密切监测中毒者呼吸状况。

（5）重症监护：对严重中毒者进行 24 小时监护，及时处理呼吸衰竭和其他并发症状。

（6）药物治疗：根据中毒类型和症状给予抗毒药物与对症治疗。

六、灾难应对措施

（一）个体应对措施

佩戴防护装备，避免暴露于有毒环境，尽量减少与呼吸毒剂的接触机会。知晓逃生路线，保持镇静。

（二）群体应对措施

（1）建立应急指挥系统：协调医疗救援和疏散工作，提供信息和心理支持。

（2）迅速脱离现场：一旦发现中毒症状，应立即将中毒者脱离中毒现场。

（4）给予氧气吸入：对于呼吸困难的中毒者，应给予氧气吸入以缓解缺氧症状。

（5）药物治疗：根据中毒者中毒情况给予相应的解毒药物或支持治疗。

微测试（自主学习）

一、单选题

1. 呼吸毒剂的主要作用方式是（　　）

A. 通过消化道　B. 通过呼吸道　C. 通过皮肤　D. 通过血液

2. 下列哪项不是呼吸毒剂中毒的症状？（　　）

A. 呼吸困难　B. 胸痛　C. 皮肤干燥　D. 意识丧失

3. 在对呼吸毒剂中毒者的急救中，首要步骤是（　　）

A. 给予药物　B. 移至新鲜空气中

C. 进行人工呼吸　D. 进行心肺复苏

4. 对于呼吸毒剂中毒者，哪种护理措施是专科护理的重点？（　　）

A. 提供心理支持　B. 使用呼吸机

C. 清洗暴露部位　D. 进行基础生命支持

5. 呼吸毒剂的重度中毒症状表现为（　　）

A. 咳嗽和喉咙痛　B. 呼吸衰竭和肺水肿

C. 头痛和流涕　D. 皮肤发红和瘙痒

二、判断题

1. 呼吸毒剂通过呼吸道进入体内，主要影响呼吸系统。（　　）

2. 所有呼吸毒剂中毒者都需要使用解毒剂。（　　）

3. 轻度呼吸毒剂中毒不需要进行急救处理。(　　)

4. 呼吸毒剂中毒者出现严重呼吸困难时，需要立即提供氧气支持。(　　)

5. 呼吸毒剂不会对皮肤造成直接伤害。(　　)

第四节　氰化物

一、PBL 案例（小组学习）

（一）学习目标

（1）掌握氰化物中毒的症状、诊断和治疗方法。

（2）了解氰化物泄漏和中毒事件的应急处理措施。

（二）PBL 案例

情境：某化工厂在生产氰化钾过程中，发生设备故障，导致大量氰化钾泄漏，造成数名工人中毒。工人出现头痛、呼吸困难和意识模糊等症状。应急响应队迅速到达现场，开展救援和泄漏控制工作。

主要讨论点：如何制订急救和治疗方案，包括解毒剂的选择和使用方法。

二、概况

氰化物是含有氰基（－CN）的一类化合物，主要包括氰化钾（KCN）和氰化钠（NaCN）。氰化物中的碳原子和氮原子通过三键相连接。氰化物的英文为cyanide，由 cyan（青色、蓝紫色）衍生而来。

氰化物通常属于剧毒物，是危险化学品之一。氰化物毒性极强，短时间内接触大量氰化物后能够迅速抑制细胞呼吸，特别是引起中枢神经系统损害，导致严重中毒甚至死亡。氰化物的急性中毒症状包括头痛、眩晕、恶心、呕吐、呼吸困难、心律不齐、昏迷和癫痫样发作，其症状通常在几分钟内发生。长期暴露于低浓度氰化物中，可导致慢性氰化物中毒，症状包括疲劳、头痛和神经系统障碍。严重中毒者可能会出现呼吸停止和心脏骤停，导致死亡。

氰化物中毒多发生于工业事故、化学品处理不当、自杀企图以及恐怖袭击等情况中。由于氰化物的高毒性，其使用和储存受到严格控制。氰化物的来源广泛，包括自然来源和人为来源。自然来源主要是某些细菌、真菌和藻类产生的氰化物，它们存在于相当多的食物与植物中，如苦杏仁、木薯、某些水果的果核和种子等。人为来源则包括工业活动，如电镀、金矿开采、纺织品和塑料生产等，这些生产过程中可能会产生氰化物并释放到环境中。

三、预防方法

（1）个人防护：在处理氰化物时，必须佩戴个人防护装备，如手套、护目镜、防毒面具等。

（2）工程控制：在工业环境中，应安装通风系统和泄漏监测设备，防止氰化物泄漏。

（3）教育培训：对相关人员进行氰化物使用和急救知识的培训。

（4）健康教育：避免过量食用含有氰苷的果仁，如桃、杏、枇杷、李子、杨梅、樱桃等的果仁。

四、急救方法

（1）迅速移离现场：立即将中毒者移至空气新鲜处，避免继续暴露。

（2）氧气吸入：给予高浓度氧气，帮助中毒者排出氰化物。

（3）解毒剂使用：使用硫代硫酸钠和亚硝酸钠作为解毒剂，配合维生素 B12α（羟钴胺）治疗。

（4）心肺复苏：在中毒者呼吸停止或心脏骤停时，立即进行心肺复苏。

五、急救护理措施

（1）密切监测生命体征：监测呼吸、心率和血压，观察中毒者病情变化。

（2）支持治疗：给予中毒者补液、营养支持和对症治疗。

（3）心理支持：提供心理安抚和支持，缓解中毒者及其家属的焦虑情绪。

六、灾难应对措施

（一）个体应对措施

（1）了解急救知识：学习氰化物中毒的急救方法，掌握解毒剂的使用。

（2）随身携带应急用品：在高风险工作环境中，随身携带个人防护装备和解毒剂。

（3）报告异常情况：发现疑似氰化物泄漏或中毒事件时，及时报告相关部门。

（二）群体应对措施

（1）应急预案制定：制定氰化物泄漏或中毒事件的应急预案，明确职责和行动步骤。

（2）医疗救援：建立应急医疗救援队伍，配备必要的解毒剂和急救设备。

（3）环境监测和控制：安装环境监测设备，实时监控氰化物浓度，及时采取控制措施。

微测试（自主学习）

一、单选题

1. 氰化物中毒的主要机制是（　　）

A. 抑制血液循环　　B. 阻断细胞呼吸

C. 破坏神经系统　　D. 引起肝脏损伤

2. 下列哪种物质可用作氰化物中毒的解毒剂？（　　）

A. 活性炭　　B. 硫代硫酸钠　　C. 维生素 C　　D. 阿司匹林

3. 氰化物中毒最常见的来源是（　　）

A. 食物污染　　B. 工业事故　　C. 医疗器械　　D. 日常用品

4. 确诊氰化物中毒最有效的途径是（　　）

A. 血液检查　　B. 尿液检查　　C. 症状观察　　D. X 光检查

5. 在氰化物中毒急救中，给予患者亚硝酸钠的主要作用是（　　）

A. 镇痛　　B. 抗炎

C. 形成高铁血红蛋白　　D. 降低血糖

二、判断题

1. 氰化物中毒者应立即大量饮水以稀释毒素。（　　）

2. 氰化物中毒的症状包括急性呼吸困难和心律不齐。（　　）

3. 氰化物中毒时，心肺复苏是急救的首要步骤。（　　）

4. 氰化物中毒后，给予高浓度氧气吸入可以有效排出氰化物。（　　）

5. 在氰化物泄漏事故中，迅速撤离污染区域是首要任务。（　　）

第五节　核爆炸

一、PBL 案例（小组学习）

（一）学习目标

（1）掌握核爆炸后急性辐射综合征和长期效应。

（2）学习核爆炸应急处理和护理措施。

（二）PBL 案例

情境：某城市遭遇核武器袭击，导致大量人员受伤和放射性污染。医疗团队接到任务，迅速前往现场进行救援和处置。

主要讨论点：设计一份针对核爆炸事件的应急预案，包括预防、监测和应急处理措施。

二、概况

（一）定义

核爆炸是核武器或核装置中的核燃料（如铀 235、钚 239 等）在特定条件下发生核裂变或核聚变反应，瞬间释放出巨大能量的过程。核爆炸会释放大量的能量，产生冲击波、热辐射、光辐射和放射性尘埃（放射性污染）。直接暴露症状包括爆炸产生的热辐射和冲击波引起的严重烧伤、骨折、内出血等。放射性尘埃暴露症状包括急性放射病、皮肤红斑、脱毛、恶心、呕吐、腹泻、疲劳等。核爆炸暴露的临床分型包括：①急性辐射综合征（ARS）：暴露后数小时至数天内出现恶心、呕吐、疲劳、皮肤灼伤、脱毛等。②长期效应：癌症、白血病、基因突变、器官功能障碍等。历史上较少发生核爆炸，著名的事件包括 1945 年 8 月广岛和长崎原子弹爆炸。核武器试验和核事故也会产生类似影响。

（二） 核爆炸过程

（1）初始阶段：核燃料在受到中子轰击后开始发生裂变或聚变反应，释放出大量能量和辐射。

（2）火球形成：反应区温度迅速升高到数千万开尔文，形成高温高压等离子体，即火球。火球向外发出光辐射，并迅猛膨胀。

（3）冲击波传播：火球膨胀过程中压缩周围空气，形成冲击波向远处传播。冲击波的速度极快，可达到每秒数公里。

（4）蘑菇云形成：冲击波经过地面反射后使火球变形，并与上升的尘柱和烟云共同形成高大的蘑菇状烟云（简称“蘑菇云”）。

（三） 核爆炸方式

根据爆炸相对于地面、水面的位置，核爆炸可分为以下几种方式：

（1）空中爆炸：在距地面一定高度（小于 3 万米）的空中爆炸。火球和蘑菇云现象明显，冲击波和光辐射对地面造成破坏。

（2）高空核爆：在距地面高度大于 3 万米的空中爆炸。火球现象可能消失，但会形成发光暗淡的“圆饼”，并在爆点下方和南北半球对称区域产生人造极光等地球物理现象。

（3）地面核爆：在地面或近地面爆炸。除形成冲击波和光辐射外，还会在地表形成爆炸弹坑，并向地下土石介质传播冲击波。

（4）地下核爆：在地下一定深度爆炸。爆炸能量会使周围地质介质蒸发，形成孔穴和裂隙，并可能引发地震波。

（5）水下核爆：在一定水深中爆炸。会形成火球但规模较小，发光时间也短。火球熄灭后在水中形成猛烈膨胀的气球（主要成分是水蒸气），引起水中冲击波和放射性物质喷射。

（四）核爆炸的破坏效应

核爆炸的破坏效应主要包括以下几个方面：

（1）冲击波：核爆炸时释放的能量大部分用于形成冲击波。冲击波对建筑物、人畜等造成直接破坏和伤害。

（2）光辐射：火球发出的光辐射具有极高的温度，可使近距离物体烧焦甚至熔化。光辐射还会对眼睛造成伤害。

（3）贯穿辐射：主要由中子和 γ 射线形成，贯穿力较强。离爆炸中心较远的地方也会受到贯穿辐射的影响。人体受到一定数量的贯穿辐射后会患上放射病甚至死亡。

（4）放射性沾染：核爆炸时产生的放射性碎片和尘埃会降落到地面并污染周围环境。人和物都会受到放射性沾染的伤害。

三、预防方法

（1）避难措施：在核爆炸发生时迅速寻找避难所，尽量减少暴露。

（2）个人防护：穿戴防护衣物，使用防毒面具，避免直接接触放射性尘埃。

（3）辐射监测：建立辐射监测系统，及时发现和报告放射性污染。

四、急救方法及急救护理措施

（1）初步处理：清除受灾者身上的放射性尘埃，使用防护设备避免二次污染。

（2）对症治疗：处理烧伤、创伤，补液、维持生命体征稳定。

（3）辐射药物：如碘化钾（KI）预防甲状腺癌，钴－60 中毒时使用普鲁士蓝。

（4）监测生命体征：密切监测受灾者的呼吸、心率、血压和体温。

（5）心理支持：提供心理安慰，缓解受灾者及其家属的焦虑和恐惧。

（6）长期随访：对放射病患者进行长期随访，监测和预防可能的晚期效应。

五、灾难应对措施

（一）个体应对措施

（1）避难：核爆炸发生时立即寻找地下室或厚墙建筑物避难。

（2）遮蔽：用衣物、布料遮盖身体，减少皮肤暴露。

（3）脱衣和清洗：移除外衣，用肥皂和水彻底清洗皮肤，清除放射性尘埃。

（二）群体应对措施

（1）紧急疏散：迅速组织人员撤离高辐射区域，避免进一步暴露。

（2）建立避难所：建立避难所，提供基本生活保障和医疗服务。

（3）辐射监测：实施辐射监测，及时发现和控制放射性污染源。

（4）医疗救援：组建专门的医疗救援队伍，提供专业的急救和护理服务。

（5）公共教育：通过媒体和社区活动，普及核爆炸应对知识，提高公众的防范意识。

微测试（自主学习）

一、单选题

1. 核爆炸主要通过哪种途径对人体造成伤害？（　　）

A. 化学毒性　　B. 物理冲击　　C. 生物感染　　D. 放射性辐射

2. 急性辐射综合征的早期症状不包括（　　）

A. 恶心　　B. 呕吐　　C. 脱毛　　D. 高血糖

3. 下列哪种药物用于预防核辐射导致的甲状腺癌？（　　）

A. 阿司匹林　　B. 碘化钾　　C. 青霉素　　D. 维生素 C

4. 核爆炸后应立即采取的避难措施是（　　）

A. 逃往高楼顶层　　B. 躲入地下室或厚墙建筑物

C. 快速奔跑　　D. 前往开放区域

5. 长期暴露于放射性尘埃可能导致（　　）

A. 高血压　　B. 皮肤病　　C. 癌症　　D. 关节炎

二、判断题

1. 核爆炸后，清除放射性尘埃是初步处理的关键步骤。（　　）

2. 核爆炸的直接效应中不包括化学中毒。（　　）

3. 核爆炸后，紧急疏散是群体应对措施的首要任务。（　　）

4. 使用防毒面具可以防止吸入放射性尘埃。（　　）

5. 核爆炸事件中的公众教育主要是提高营养水平。（　　）

第六节　电离辐射

一、PBL 案例（小组学习）

（一）学习目标

（1）掌握电离辐射的基本概念、分类及其生物学效应。

（2）熟悉电离辐射事故的处理流程和急救措施。

（3）培养学生的辐射安全意识和应急处理能力。

（二）PBL 案例

情境：废品个体收购户江某从一废用地窖找到一个铁罐（内含^{137}Cs放射源），并用报纸裹住，视为“宝物”，4 个月后因发烧、皮肤出血、乏力等症状被诊断为“再生障碍性贫血”而住院治疗。医生得知其儿子和老伴有同样的症状后，高度怀疑江某家中存放有放射性物质。

主要讨论点：

（1）医护人员应如何紧急处理电离辐射？

（2）如何在社区开展辐射防护基本知识宣教活动？

二、概况

电离辐射是指由带电或不带电的粒子（如 α 粒子、β 粒子、质子、X 射线、γ

射线及中子等）组成的辐射，这些粒子通过与物质的相互作用能够引起电离。电离辐射具有极强的穿透能力，并能通过与物质的相互作用产生次级粒子，间接产生电离。电离辐射导致的疾病包括外照射急性放射病（如骨髓型、肠型、脑型等病变）、外照射亚急性放射病（如全血细胞减少、淋巴细胞染色体畸变、免疫功能低下等）、外照射慢性放射病（如以造血组织损伤为主的全身性疾病）、内照射放射病、皮肤病（如干燥、色素沉着或粗糙）、肿瘤、骨损伤（如骨质疏松、骨坏死等）、甲状腺疾病（如功能减退症）、性腺疾病（如不孕症和闭经）等。

电离辐射的流行情况与辐射源的使用和管理密切相关。在核能、医疗、工业等领域，电离辐射的应用广泛，但同时存在潜在的辐射危害。辐射事故和不当操作可能导致电离辐射的暴露增加，从而引发相关疾病。

电离辐射对机体的影响取决于辐射的种类、剂量、照射条件及机体的敏感性。电离辐射可引起放射病，放射病是机体的全身性反应，几乎所有器官、系统均可能发生病理性改变，但其中以神经系统、造血器官和消化系统的改变最为明显。电离辐射对机体的损伤可分为急性放射性损伤和慢性放射性损伤：①急性放射性损伤：短时间内接受一定剂量的照射，可引起机体的急性损伤，常见于核事故受灾者和放射治疗患者。②慢性放射性损伤：较长时间内分散接受一定剂量的照射，可引起慢性放射性损伤，如皮肤损伤、造血障碍、白细胞减少、生育力受损等。此外，过量的辐射还可以致癌和引起胎儿的死亡与畸形。

三、预防方法

（1）时间防护：尽量减少在辐射场中的停留时间，以减少受照剂量。

（2）距离防护：增大与放射源的距离，以降低剂量率。某处的辐射剂量率水平与到放射源距离的平方成反比。

（3）屏蔽防护：在人与放射源之间设置防护屏障，以吸收和减弱射线的能量。常用的屏蔽材料有铅、钢筋水泥、铅玻璃等。

（4）规范操作：严格遵守辐射安全操作规程，确保辐射源的安全使用和管理。

四、急救方法及急救护理措施

（1）将受灾者迅速撤离至安全区域。

（2）对受灾者受污染的皮肤和衣物进行去污处理，以减少放射性物质的吸收。

（3）对受灾者进行医学观察，监测其健康状况并采取相应的治疗措施。

（4）密切观察受灾者的生命体征。

（5）维持受灾者水、电解质平衡。

（6）根据受灾者的具体病情对症治疗，如针对放射性皮肤损伤的护理、造血功能障碍的护理等。

五、灾难应对措施

（一）个体应对措施

（1）了解并遵守辐射安全规定。

（2）在可能受到辐射威胁的情况下，佩戴个人防护装备（如防护服、防护镜等）。

（3）在发生辐射事故时，迅速撤离至安全区域并寻求医疗救助。

（二）群体应对措施

（1）建立辐射监测网络，及时发布辐射安全信息。

（2）组织专业人员对受辐射影响区域进行评估和清理。

（3）对受辐射影响的群体进行健康监测和医学救助。

微测试（自主学习）

一、单选题

1. 根据辐射产生的来源可将辐射源分为天然辐射源和（　　）

A. 核电厂　　B. 医疗照射　　C. 氡照射　　D. 人工辐射源

2. 居民所受天然辐射年有效剂量的范围是（　　）mSv

A. <1　　B. 1~5　　C. 5~10　　D. >10

3. 人工辐射源主要有核设施、核技术应用的辐射源和核试验落下灰等。在人工辐射源中，(　　) 产生的人均年有效剂量最大

A. 工业探伤　　B. 核能发电　　C. 医疗照射　　D. 辐射育种

4. 辐射的本质是 (　　)

A. 能量　　B. 质量　　C. 数量　　D. 速度

5. 电离辐射能使物质原子或分子中的电子成为自由态，原因是 (　　)

A. 质量重　　B. 携带有足够的能量

C. 体积大　　D. 速度快

二、判断题

1. 电离辐射只来源于一些不稳定的原子，如放射性核素或放射性同位素。(　　)

2. γ 射线既不带电又无质量，但具有很强的穿透力。(　　)

3. 所有放射性物质都会对人体产生危害。(　　)

4. 电离辐射的防护原则包括时间防护、距离防护和屏蔽防护。(　　)

5. 电离辐射可以用于治疗某些疾病，如癌症。(　　)

第四章　其他灾难

第一节　火灾事故

一、PBL 案例（小组学习）

（一）学习目标

（1）了解火灾事故的基本概念和危害。

（2）掌握火灾事故的急救和护理措施。

（二）PBL 案例

情境：某住宅楼发生火灾，火势迅速蔓延，居民被困。消防队接到报警后迅速赶赴现场进行灭火和救援。

主要讨论点：制订烧伤处理和吸入性损伤的急救与护理方案。

二、概况

火灾事故是指由于意外或人为原因引起的火焰燃烧，造成生命、财产、环境等方面的损失和伤害的事件。根据火灾的严重程度和损失情况，火灾事故可以分为不同的等级，如一般火灾、较大火灾、重大火灾和特别重大火灾。火灾产生的高温、烟雾和有毒气体是导致人员伤亡的主要原因。火灾不仅给受灾者带来身体上的伤害，还可能造成受灾者长期的心理创伤，如出现恐惧、焦虑、抑郁等。火灾造成的损伤主要包括：①烧伤：皮肤及深层组织受损，症状包括红肿、水疱、疼痛、皮肤变黑或变白。②吸入性损伤：吸入有毒烟雾和热空气导致呼吸道灼伤与窒息，症状包括咳嗽、呼吸困难、声音嘶哑。③心理创伤：经历火灾后受灾者可能出现焦虑、恐惧、创伤后应激障碍。火灾事故发生频率较高，尤其是在城市人口密集区、工业区和森林地区，常见由电器故障、自然灾害（如干旱、雷电）等引发的火灾。据国家消防救援局 2024 年 9 月的通报结果，2024 年前 8 个月，全国共发生 66 万起火灾事故，共造成 1324 人死亡、1760 人受伤，直接财产损失 49.2 亿元。与 2023 年同期相比，火灾起数和死亡人数分别上升 1.4% 与 11.5%，伤人数和财产损失分别下降 6.6% 和 13.5%。

三、预防方法

（1）火灾安全教育：普及火灾预防知识，提高公众防火意识。

（2）安装消防设备：如烟雾报警器、灭火器、喷淋系统。

（3）定期检查维护：对电器、燃气设备进行定期检查和维护，消除火灾隐患。

（4）制订逃生计划：制订并熟悉家庭和工作场所的火灾应急逃生计划。

四、急救方法

（一）火灾急救

（1）灭火：迅速扑灭火焰，使用灭火器、灭火毯、水等。

（2）冷却烧伤部位：用冷水冲洗烧伤部位，减少疼痛和进一步损伤。

（3）包扎伤口：使用无菌敷料包扎伤口，防止感染。

（4）保持呼吸道通畅：避免吸入性损伤，必要时进行心肺复苏。

（二）烧伤急救

烧伤的急救措施主要包括“冲、脱、泡、盖、送”五个步骤，这些步骤旨在迅速降低烧伤部位的温度，减轻组织损伤，并防止感染。

（1）冲：被烧伤后应立即用大量流动的冷水冲洗烧伤部位，至少持续 20 分钟。这可以迅速降低皮肤温度，减少热力对皮肤的进一步损伤。

（2）脱：在冷水冲洗的同时，应小心脱去覆盖在伤口上的衣物，或者使用剪刀将衣物剪除。如果衣物与皮肤粘连，切勿强行撕扯，以免伤口加重。

（3）泡：将烧伤部位浸泡在干净的冷水中，继续进行冷疗。冷疗的时间可以长一些，一般为0.5~1小时，直到烧伤部位脱离冷疗后不再感到疼痛为止。如果烧伤部位在头面部等不方便浸泡的地方，可以用凉毛巾或裹上冰块的毛巾进行冷敷。

（4）盖：冷疗结束后，在伤口上轻轻盖上干净的纱布或毛巾，以保护伤口免受外界污染。

（5）送：将受灾者迅速送往正规的医疗机构进行进一步治疗。在送医途中，应注意保持伤员的呼吸道通畅，如果受灾者出现昏迷或呼吸困难等症状，应立即进行心肺复苏等急救措施。

五、急救护理措施

（一）火灾紧急处理措施

（1）迅速撤离现场：如果火灾正在发生，应迅速撤离现场，以避免进一步的伤害。

（2）寻求帮助：在灾难中寻求他人的帮助可以大大提高生存机会，可以向周围的人求助或拨打紧急救援电话。

（3）避免感染：在火灾中受伤后，应特别注意避免感染。保持伤口清洁干燥，避免使用未经消毒的物品接触伤口。

（4）持续观察：在火灾中受伤后，应持续观察自己的身体状况。如果出现发热、疼痛加剧等症状，应及时就医。

（二）火灾烧伤的急救护理措施

烧伤的护理措施涉及多个方面，旨在促进伤口愈合，预防并发症，并帮助受灾者恢复健康。

（1）监测生命体征：密切监测受灾者的呼吸、心率、血压、体温。

（2）疼痛管理：使用镇痛药物缓解受灾者的疼痛。

（3）伤口护理：使用碘伏等药物对受灾者的创面进行消毒，定期更换纱布，保持局部清洁干燥。如果伤口出现感染或发炎的情况，需要配合服用抗生素药物进行治疗。

（4）生活护理：对于烧伤面积较大的受灾者，需要定期翻身，以免皮肤出现溃烂或坏死。同时，应根据受灾者的具体情况制订个性化的康复计划，包括适当的活动和锻炼。

（5）皮肤清洁：在受灾者伤口愈合期间，使用中性清洁剂清洗伤口周围皮肤，避免使用刺激性强的清洁用品。清洗后可使用抗疤痕药物进行治疗，以减少疤痕的形成。

（6）饮食调整：受灾者应合理调整饮食，多吃高蛋白、高维生素的食物，如优质肉类、蔬菜、水果等，以促进伤口愈合。同时应避免食用辛辣刺激以及海鲜类食物，以免加重伤口炎症。

（7）心理支持：提供心理支持和安慰，帮助受灾者应对心理创伤，受灾者可能会因为疼痛、疤痕等问题产生焦虑、抑郁等情绪。因此，需要进行心理护理，帮助受灾者平稳情绪，积极面对治疗。

（8）瘢痕康复治疗：烧伤后可能会留下瘢痕，瘢痕的形成过程分为增生期、稳定期和消退期。受灾者应在医生的指导下进行瘢痕康复治疗，包括使用瘢痕贴、瘢痕膏等药物以及进行按摩、压迫等物理治疗。

六、灾难应对措施

（一）个体应对措施

（1）逃生：迅速寻找安全出口，避免使用电梯，沿楼梯逃生。

（2）遮蔽：用湿毛巾捂住口鼻，减少烟雾吸入。

（3）爬行：在低处爬行，避开高温和浓烟。

（二）群体应对措施

（1）紧急疏散：迅速将人员疏散到安全区域。

（2）设立避难所：提供临时避难所，确保基本生活保障。

（3）消防救援：迅速调动消防队伍进行灭火和救援。

（4）医疗救援：组织医疗队伍对受灾者进行紧急救治。

微测试（自主学习）

一、单选题

1. 火灾事故的主要危害因素不包括（　　）

A. 烧伤　　B. 吸入性损伤　　C. 心脏病　　D. 心理创伤

2. 火灾发生时，最安全的逃生路线是（　　）

A. 电梯　　B. 楼梯　　C. 窗户　　D. 通风口

3. 火灾后处理烧伤的第一步是（　　）

A. 使用药膏　　B. 包扎伤口　　C. 冲洗冷水　　D. 涂抹酒精

4. 下列哪项措施有助于预防火灾事故？（　　）

A. 使用旧电器　　B. 定期检查燃气设备

C. 不维护烟雾报警器　　D. 不制订逃生计划

5. 吸入性损伤的症状不包括（　　）

A. 咳嗽　　B. 呼吸困难　　C. 声音嘶哑　　D. 高血糖

二、判断题

1. 火灾后心理创伤的常见表现是食欲增加和体重增加。（　　）

2. 火灾急救中，保持受灾者呼吸道通畅是关键步骤。（　　）

3. 安装防盗门是预防火灾的主要措施。（　　）

4. 火灾发生时，用湿毛巾捂住口鼻可以减少烟雾吸入。（　　）

5. 火灾事故的群体应对措施中，紧急疏散是最重要的步骤。（　　）

第二节　煤气事故

一、PBL 案例（小组学习）

（一）学习目标

（1）学习煤气事故的预防和应急处理方法。

（2）提高应对煤气事故的能力，掌握个体和群体防护方法。

（二）PBL 案例

情境：某居民家庭因煤气热水器故障导致煤气泄漏，一家三口出现不同程度的中毒症状。邻居发现后立即报警，消防和医疗人员迅速赶到现场进行救援。

主要讨论点：分析煤气泄漏的原因、预防及急救护理措施。

二、概况

（一）定义

煤气事故是指煤气泄漏导致的中毒或爆炸事件，常见的煤气包括一氧化碳和天然气。首先，煤气中的有毒成分（如一氧化碳）泄漏，可导致人员吸入后中毒，严重时可能引发窒息。其次，煤气泄漏后与空气中的氧气混合，形成可燃性气体，一旦遇到明火或高温，就可能引发火灾，造成人员伤亡和财产损失。更严重的是，煤气与空气混合达到一定的浓度范围（即爆炸极限）时，遇到火源或高温就会引发爆炸，这种爆炸的威力巨大，能够造成严重的破坏和人员伤亡。最常见的煤气中毒主要是指一氧化碳中毒，它是由于人体吸入含碳物质燃烧不完全时产生的一氧化碳所导致的中毒现象。一氧化碳是无色无味的气体，极具毒性。一氧化碳中毒的症状根据中毒程度的不同而有所差异，症状包括：①轻度中毒：头痛、头晕、恶心、呕吐、乏力。②中度中毒：胸闷、心悸、呼吸急促、视力模糊、共济失调。③重度中毒：昏迷、抽搐、呼吸衰竭、心脏骤停。煤气事故多发于冬季和寒冷地区，常见于家庭取暖、使用燃气热水器和燃气灶具的过程中。发生煤气事故的高风险人群包括老年人、婴幼儿、慢性病患者和家庭用煤气设备维护不当者。2022 年 1 月，据中国疾控中心不完全统计，我国每年有 6000 多人发生急性一氧化碳中毒，其中死亡 200 多人，超过 80% 的非职业性一氧化碳中毒发生场所为家庭。

（二）煤气事故的类型

（1）煤气泄漏：煤气管道、阀门或设备因老化、损坏或操作不当导致煤气泄漏，是煤气事故中最常见的类型。泄漏的煤气与空气混合后，可能形成爆炸性混合气体，遇到明火或电火花时极易发生爆炸。

（2）人员中毒：煤气中的一氧化碳是无色、无味、无刺激性的有毒气体，与血红蛋白的结合能力比氧强得多，因此容易导致人体中毒。长时间吸入含有一氧化碳的煤气，会出现头痛、头晕、恶心、呕吐、心悸等症状，严重时甚至会导致死亡。

（3）着火：煤气泄漏后，遇到明火或高温物体可能引发火灾。火灾不仅会造成财产损失，还可能引发更严重的爆炸事故。

（4）爆炸：当煤气与空气混合达到一定比例时（一般在5%～15%范围内），遇到明火或电火花会发生爆炸。爆炸产生的冲击波和高温火焰会对周围环境与人员造成巨大伤害。

（三）煤气事故的原因

（1）设备老化或损坏：煤气管道、阀门、设备等因长期使用而老化或损坏，导致密封不严或泄漏。

（2）操作不当：如先送煤气后点火、点火前未进行安全检查等不当操作行为。

（3）维护不当：煤气设备未定期维护保养，导致故障未能及时发现和处理。

（4）设计缺陷：煤气设备或管道的设计存在缺陷，如未设置必要的安全装置或安全装置失效。

（5）环境因素：如雷电、静电等自然因素或周边环境的变化也可能引发煤气事故。

三、预防方法

（1）定期检查和维护：定期对煤气管道、阀门、设备等进行检查和维护保养，确保其处于良好状态。

（2）加强安全教育：对使用煤气的人员进行安全教育和培训，提高其安全意识和操作技能。

（3）设置安全装置：在煤气设备或管道上设置必要的安全装置，如泄漏报警器、安全阀等，以便及时发现和处理问题。

（4）制定应急预案：制定煤气事故应急预案并定期组织演练，提高应对突发事件的能力。

（5）保持良好通风：使用煤气的场所应保持通风良好，降低煤气浓度和煤气积聚的风险。

（6）严格操作规范：严格按照操作规范使用煤气设备，避免不当操作行为导致事故的发生。

四、急救方法

（1）立即打开门窗：若发生煤气中毒事故，抢救者应第一时间匍匐进入室内（避免吸入过多煤气），迅速打开所有通风的门窗，使空气对流，降低室内煤气浓度。同时，若能发现煤气来源，应迅速关闭气源开关。

（2）迅速转移：抢救者应及时将中毒者转移至安全、通风处，使中毒者脱离中毒环境。转移过程中，应注意使中毒者保持平躺状态，头偏向一侧，以防呕吐物吸入肺内导致窒息。同时，为中毒者盖上衣物以保暖。

（3）开放气道：解开中毒者较紧的衣领、裤带，以保持其呼吸顺畅。同时，可用棉棒、纸巾等清除中毒者口腔、鼻腔内的分泌物及呕吐物，防止呼吸道阻塞。确保中毒者呼吸道通畅，必要时进行心肺复苏。

（4）拨打急救电话：将中毒者转移到安全通风处后，立即拨打 120 急救电话，报告中毒情况，等待救援。在等待过程中，可保持中毒者安静休息，避免活动加重氧的消耗。

（5）心肺复苏：对于昏迷但仍有呼吸的中毒者，可尝试用手指掐其人中穴促其清醒。若中毒者意识丧失，呼吸、心跳停止，应立即进行人工呼吸、心外按压等心肺复苏措施，直至其苏醒或救护车到达。

五、急救护理措施

（1）监测生命体征：应密切观察中毒者病情变化，包括意识状态、呼吸、心率、血压和血氧饱和度等生命体征的变化，以及有无并发症的发生。

（2）保持呼吸道通畅：继续保持中毒者呼吸道通畅，及时清除其口腔、鼻腔内的分泌物及呕吐物，防止呼吸道阻塞，必要时进行机械通气。

（3）预防感染：保持呼吸道清洁，防止继发感染。

（4）心理护理：提供心理支持，减轻中毒者的焦虑感和恐惧感。

（5）保暖：注意保暖，防止受凉引起感冒或其他并发症。

（6）吸氧：有条件的应尽快让中毒者吸氧，以改善缺氧状态。

（7）高压氧舱治疗：对于中重度煤气中毒者，应尽早送往有高压氧舱的医院进行高压氧舱治疗，以减轻中毒症状，预防迟发性脑病等并发症的发生。

六、灾难应对措施

（一）个体应对措施

（1）及时撤离：一旦发现煤气泄漏，立即关闭煤气阀门，撤离现场。

（2）报警：拨打紧急电话，报告煤气泄漏情况。

（3）避免火源：不要在泄漏现场使用火柴、打火机或电器，防止爆炸。

（二）群体应对措施

（1）医疗救援：组织医疗队伍对中毒者进行紧急救治。

（2）宣传教育：加强煤气安全使用的宣传教育，提高公众防范意识。

（3）制定应急预案：制定完善的煤气事故应急预案，明确应急处置流程、职责分工和应急资源保障等内容，确保在事故发生时能够迅速、有序地开展应急处置工作。

（4）定期检查和维护：定期对煤气管道、阀门、设备等进行检查和维护保养，确保其处于良好状态，及时发现并消除安全隐患。

（5）设置安全警示标识：在煤气区域设置明显的安全警示标识和警示牌，提醒注意煤气安全。

（6）迅速报警和疏散：一旦发生煤气事故，应立即报警并疏散周围人员至安全地带，同时启动应急预案。

（7）切断气源和电源：在确保安全的前提下，迅速切断事故现场的煤气和电源供应，防止事态扩大。

（8）配合救援：调动专业救援队伍进行检测和抢修，群众积极配合专业救援人员进行事故处理和救援工作，并提供必要的协助和支持。

微测试（自主学习）

一、单选题

1. 煤气中毒的主要成分是（　　）

A. 二氧化碳　　B. 一氧化碳　　C. 氧气　　D. 氮气

2. 煤气中毒的常见症状不包括（　　）

A. 头痛　　B. 恶心　　C. 腹泻　　D. 胸闷

3. 煤气泄漏时应首先（　　）

A. 打开电器　　B. 打开门窗通风

C. 点火查看　　D. 喝水

4. 预防煤气中毒最有效的方法是（　　）

A. 经常喝水　　B. 安装煤气报警器

C. 关闭窗户　　D. 使用煤气灶具

5. 煤气中毒最常见的季节是（　　）

A. 春季　　B. 夏季　　C. 秋季　　D. 冬季

二、判断题

1. 煤气事故的主要危害是中毒和爆炸。（　　）

2. 煤气泄漏时，首先应点火查看泄漏点。（　　）

3. 安装煤气报警器可以有效预防煤气中毒。（　　）

4. 煤气中毒的急救措施包括保持呼吸道通畅和吸氧。（　　）

5. 煤气泄漏时，应避免打开电器开关。（　　）

第三节　交通事故

一、PBL 案例（小组学习）

（一）学习目标

（1）理解交通事故的基本概念和危害。

（2）掌握交通事故的急救和护理方法。

（二）PBL 案例

情境：某高速公路上发生了多车碰撞事故，涉及四辆车和多名伤者。事故造成严重的人员伤亡和交通堵塞。救援人员需要在短时间内对伤者进行急救处理，并确保现场的安全和秩序。

主要讨论点：分析事故发生的可能原因、伤害类型及处理方法。

二、概况

（一）定义

交通事故是指在道路上发生的车辆碰撞、翻车或其他导致伤害或财产损失的事件。它可能涉及机动车、非机动车和行人。交通事故可能导致不同程度的伤害或死亡，影响公众的安全。①轻度伤害为擦伤、挫伤、轻微骨折。②中度伤害为中度骨折、内脏挫伤、脑震荡。③重度伤害为多发骨折、脊柱损伤、严重内出血、器官破裂、昏迷。交通事故是全球范围内常见的公共卫生问题，特别是在城市和高速公路上。影响因素包括驾驶行为、道路条件、交通流量、天气状况等。高风险人群包括酒后驾驶者、超速驾驶者、缺乏安全驾驶经验的年轻驾驶员以及不佩戴安全带的乘客。

（二）类型

交通事故造成的伤害类型包括：①碰撞伤害：由于车辆碰撞引发的伤害，如车内乘客的撞击伤害。②翻车伤害：车辆翻转造成的伤害，常见于高速行驶或失控情况。③碾压伤害：车辆碾压导致的伤害，通常发生在行人被车撞击时。④撞击伤害：车辆与障碍物或其他物体撞击造成的伤害。

交通事故可以根据不同的标准进行分类，如按后果分类可分为轻微事故、一般事故、重大事故和特大事故；按原因分类可分为人为因素事故、车辆因素事故、道路因素事故等；按交通工具分类可分为机动车事故、非机动车事故等。轻微事故通常指一次造成轻伤 1 ~ 2 人，或者财产损失较小的事故；一般事故、重大事故和特大事故则根据造成的人员伤亡和财产损失程度进行划分。引发因素包含主观因素和客观因素。主观因素主要包括驾驶员的违章行为、疏忽大意、操作失误等。例如，驾驶员酒后驾车、超速行驶、疲劳驾驶等都可能引发交通事故。客观因素包括车辆技术状况、道路条件、环境条件等。例如，车辆制动系统失灵、道路湿滑、能见度低等都可能增加交通事故的风险。

三、预防方法

（1）道路安全：改善道路设计，设置交通标识和信号灯，完善交通设施、提高交通管理水平、加强交通执法力度等。

（2）提高安全意识：加强驾驶员和行人的交通安全教育，提高其交通安全意识。

（3）遵守交通规则：驾驶员和行人都应严格遵守交通规则，避免违章行为。

（4）规范驾驶行为：推广安全驾驶培训，减少酒后驾驶和超速驾驶。

（5）车辆维护：定期检查和维护车辆，确保其处于良好状态。

（6）使用安全设备：佩戴安全带，安装儿童安全座椅。

四、急救方法及急救护理措施

（1）确保安全：在确保自身安全的情况下，提供急救。

（2）评估伤情：检查伤者的意识、呼吸和脉搏，判断伤情的严重程度。

（3）呼叫急救：拨打急救电话，报告事故情况和伤者的状态。

（4）急救处理：对出血处进行加压包扎，对骨折进行固定，对呼吸困难的伤者进行心肺复苏。

（5）基础护理：维持伤者呼吸道通畅，控制出血，稳定体位。

（6）专科护理：根据伤者伤情提供专业护理，如骨折复位、内脏伤处理，进行心理支持和应急处理。

（7）长期跟踪：对重伤者进行长期跟踪和康复治疗，确保其完全恢复。

五、灾难应对措施

（一）个体应对措施

（1）避免事故：遵守交通规则，不酒后驾驶、不超速。

（2）安全驾驶：保持专注，定期检查车辆状况，佩戴安全带。

（3）立即停车：在发生交通事故后，驾驶人员应立即停车，并按规定拉紧手制动，切断车辆电源，开启危险报警闪光灯。如果是在夜间，还需打开示宽灯和尾灯，确保车辆和现场的安全。

（4）保护现场：发生交通事故后，当事人应妥善保护现场，确保安全。保护现场的原始状态，包括车辆、人员、遗留的痕迹等，并确保散落物不被随意挪动位置。如果抢救伤者需要变动现场，应在其原始位置做好标记，不得故意破坏、伪造现场。当事人在交管人员到达之前，可用绳索等材料设置警戒线，保护好现场。在确保自身安全的前提下，可以采取现场拍照或标划事故车辆现场位置等方式固定证据。

（5）及时报案：当事人应及时将事故发生的时间、地点、肇事车辆及伤亡情况，打电话或委托过往车辆、行人向附近的公安机关或执勤民警报案。如果事故现场发生火灾，还应通知消防部门，并告知引燃原因、火势大小及被困人员情况。如有人员伤亡或车辆损坏严重，应立即拨打报警电话和急救电话，请求警方和医疗救援人员前往处理。

（6）求助医疗：对于伤者，应及时拨打急救电话，请求医疗救援。在等待救援的过程中，可以采取一些简单的急救措施，如止血、包扎等，以减轻伤者的痛苦。

（7）抢救伤者：确认伤者的伤情后，应采取紧急抢救措施，尽最大努力救助，并设法送往附近医院抢救治疗。一般可以拦搭过往车辆或通知急救部门、医疗单位派救护车前往抢救。在抢救过程中，要保持伤者呼吸通畅，不得随意翻动伤者，以免加重伤势。

（8）急救知识：掌握基本急救技能，如心肺复苏、止血等。

（9）防火防爆措施：在发生交通事故后，应立即关闭车辆引擎，消除火灾隐患。如果车辆发生泄漏或起火，应立即采取措施进行扑救或隔离。

（10）禁止吸烟：事故现场禁止吸烟，以免引发火灾或爆炸。

（11）报告危险物品：如果载有危险物品的车辆发生交通事故，需要立即将此情况报告交管部门及消防人员，并做好防范措施。

（12）协商与赔偿：如果事故轻微且对责任承担无异议，双方当事人可自行协商损害赔偿事宜。有车辆保险的可以拨打保险公司客服电话报案登记，由保险公司进行赔偿。如对责任承担有异议或无法协商一致，应立即报警，由交警部门出具书面的交通事故责任认定书。

（13）法律途径：双方根据交通事故责任认定书划分责任并协商赔偿。如不能协商一致，可由交通管理部门介入调解。若交通管理部门介入后仍无法协商一致，可向法院提起诉讼。

（二）群体应对措施

（1）紧急救援：组织急救人员和救援队伍，迅速到达现场进行救援。

（2）事故处理：协调交通管理部门进行事故现场处理，恢复交通秩序。

（3）公共教育：开展交通安全宣传，提高公众的安全意识。

（4）医疗支持：提供专业医疗救助，安排伤者的后续治疗和康复。

微测试（自主学习）

一、单选题

1. 在交通事故现场，首要的急救措施是（　　）

A. 移动伤者	B. 对伤者进行心肺复苏
C. 确保现场安全	D. 给予伤者药物治疗

2. 交通事故的预防措施不包括（　　）

A. 定期维护车辆	B. 遵守交通规则
C. 喝酒后驾驶	D. 使用安全带

3. 交通事故后出现内脏挫伤应如何处理？（　　）

A. 立即施加压力	B. 进行骨折固定
C. 进行心肺复苏	D. 立即就医

4. 高速公路上的多车碰撞事故应急处理的关键是（　　）

A. 进行清理	B. 迅速疏散伤者
C. 维修车辆	D. 修复路面

5. 交通事故中的初步评估应包括（　　）

A. 检查伤者的财物	B. 评估伤者的生命体征
C. 与目击者交谈	D. 收集伤者的个人信息

二、判断题

1. 在交通事故中，确保现场安全是首要任务。(　　)
2. 交通事故的预防措施包括定期维护车辆和遵守交通规则。(　　)
3. 在交通事故中，移动伤者是处理的首要步骤。(　　)
4. 交通事故后心理支持不重要。(　　)
5. 交通事故中，内脏挫伤处理的最佳方法是立即施加压力。(　　)

第四节　踩踏事故

一、PBL 案例（小组学习）

（一）学习目标

（1）学会如何预防踩踏事故和应对突发踩踏事故的策略。

（2）提高个体和群体在踩踏事故中的应急处理能力。

（二）PBL 案例

情境：某音乐节由于人群过于拥挤，发生了踩踏事故。现场有多名伤者，安全人员和急救人员需要迅速响应，以处理伤者并确保场地的安全。

主要讨论点：设计一份踩踏事故应急处理指南，包括事故处理、伤者急救和现场恢复措施。

二、概况

（一）定义

踩踏事故是指在人群密集、空间狭小的情况下，由于人群的急速移动或拥挤引起的踩踏伤害。这类事故常发生在公众集会、演唱会、体育赛事或商业促销活动等场合。踩踏事故常造成：①局部挤压伤：局部受伤和瘀伤，通常发生在脚部和下肢；②全身挤压伤：身体多个部位受到挤压，可能导致内脏损伤和严重骨折；③窒息：

因人群过于密集导致呼吸困难或窒息；④多发伤：同时伴有骨折、内脏损伤、严重出血等多种伤害。人员受害程度分为：①轻度症状：擦伤、瘀伤、轻微的皮肤损伤；②中度症状：骨折、软组织挫伤、内出血；③重度症状：窒息、严重内脏损伤、多发骨折、重大出血、休克。

多种因素可能引发踩踏事故。首先，人群密度过高。在有限的空间内聚集了过多的人，导致人群密度过高，增加了踩踏事故的风险。其次，安全意识淡薄。部分人群在参加集会或活动时，缺乏必要的安全意识和自我保护能力，容易成为踩踏事故的受害者。再次，管理不善。组织者对活动现场的管理不善，如未设置足够的安全通道、未进行有效的疏散引导等，也会增加踩踏事故发生的风险。最后，某些突发事件。如有人突然跌倒、晕倒或发生其他紧急情况，容易引发人群的恐慌和混乱，进而导致踩踏事故的发生。

（二）特点与危害

1. 特点

（1）突发性：踩踏事故往往在短时间内突然发生，难以预测和防范。

（2）群体性：踩踏事故涉及的人数众多，往往造成大量的人员伤亡。

（3）恶性循环：一旦有人跌倒并被踩踏，会加剧人群的恐慌和拥挤，导致更多的人跌倒和受伤，形成恶性循环。

2. 危害

（1）人员伤亡：踩踏事故会造成大量的人员伤亡。

（2）社会影响：踩踏事故往往会引起社会的广泛关注和讨论，对举办活动的单位和相关部门造成负面影响。

（3）心理创伤：对于幸存者来说，经历踩踏事故后可能留下长期的心理创伤和阴影。

三、预防方法

（1）场地管理：优化活动场地的布局和人群流动路线，避免拥挤。

（2）加强安全教育：提高公众的安全意识和自我保护能力，使其在参加集会或活动时遵守秩序、保持冷静。

（3）安全措施：设置足够的出口和疏散通道，确保人群能够快速撤离。

（4）人员培训：对现场工作人员进行急救培训，提升应急响应能力。

（5）警示标识：清晰标识紧急通道和疏散指示，避免混乱。

（6）制定应急预案：制定详细的应急预案，明确应急响应程序和处置措施，以便在发生踩踏事故时能够迅速、有效地进行处置。

四、急救方法及急救护理措施

（1）评估伤情：检查伤者的意识、呼吸和脉搏，评估伤情的严重程度。

（2）呼叫急救：拨打急救电话，报告事故情况和伤者状态。

（3）紧急处理：对伤者进行止血、骨折固定和心肺复苏等急救措施。

（4）搬运伤者：小心搬运伤者，避免进一步伤害。

（5）基础护理：维持伤者呼吸道通畅，稳定体位，控制出血。

（6）专科护理：根据伤者伤情提供专业护理，如骨折复位、内脏伤处理，并进行心理支持和康复治疗。

（7）心理支持：为重伤者及其家属提供心理支持，帮助其应对创伤后的情绪问题。

五、灾难应对措施

（一）个体应对措施

（1）保持冷静：在踩踏事故中，保持冷静并尽力保护自己。

（2）避免拥挤：尽量避开拥挤区域，选择安全的撤离路线。

（3）急救知识：掌握基本的急救技能，如止血和心肺复苏。

（二）群体应对措施

（1）现场管理：组织人员进行现场疏散，确保人群迅速离开危险区域。

（2）急救队伍：部署急救队伍，对伤者进行迅速处理。

（3）公众教育：提高公众对踩踏事故的认识和自我保护能力。

（4）后续处理：对伤者进行后续医疗和心理支持，调查事故原因，防止类似事件发生。

微测试（自主学习）

一、单选题

1. 踩踏事故通常发生在以下哪种场所？（　　）

A. 空旷的公园　　B. 空旷的草地

C. 人群密集的活动场所　　D. 空旷的体育场

2. 踩踏事故中的窒息型伤害是指（　　）

A. 由于挤压导致的骨折　　B. 由于拥挤造成的呼吸困难

C. 由于内脏损伤导致的出血　　D. 由于擦伤引起的皮肤损伤

3. 处理踩踏事故伤者时，应首先（　　）

A. 立即施行心肺复苏　　B. 进行止血

C. 确保现场安全　　D. 进行搬运

4. 踩踏事故中出现的内脏损伤应如何处理？（　　）

A. 立即加压止血　　B. 进行骨折固定

C. 立即就医　　D. 提供心理支持

5. 预防踩踏事故的有效措施是（　　）

A. 提供充足的饮水　　B. 增加活动场地的容纳人数

C. 优化场地布局和人群流动路线　　D. 提供免费的娱乐设施

二、判断题

1. 踩踏事故的急救措施包括维持伤者呼吸道通畅和止血。（　　）

2. 在踩踏事故中，重伤者应优先处理心理问题。（　　）

3. 基础护理包括对伤者的搬运和骨折固定。（　　）

4. 踩踏事故的群体应对措施包括组织人员进行现场疏散。（　　）

5. 在踩踏事故中，应该对伤者进行详细的医学检查后再进行急救。（　　）

第五节 爆炸事故

一、PBL案例（小组学习）

（一）学习目标

（1）理解爆炸事故的基本概念和潜在危险。

（2）掌握爆炸事故的急救和护理方法。

（二）PBL案例

情境：某化工厂发生了严重的爆炸事故，导致多名工人受伤，厂区建筑物受到严重破坏。现场存在火灾、化学品泄漏和大量伤者。

主要讨论点：分析事故的原因和伤害类型，并制订详细的急救和护理方案。

二、概况

爆炸事故指的是由于爆炸性物质（如炸药、燃料气体、化学品等）发生突然的快速反应，产生大量能量和气体，从而导致的灾难性事件。爆炸通常伴随有冲击波、热量和火焰，能够造成严重的人员伤亡和财产损失。爆炸的特点包括：爆炸反应速度非常快，一般在 10^{-6} ~ 10^{-5} 秒内完成。爆炸时放出大量的热，反应热一般为 2900 ~ 6300kJ/kg，可产生 2400℃ ~ 3400℃的高温。爆炸时生成大量的气体产物，由于反应热的作用，气体急剧膨胀，形成强大的冲击波。爆炸的破坏形式主要有：①冲击波：爆炸产生的巨大压力波，能对周围物体造成破坏；②高温高压：爆炸时产生的高温高压气体，能使物体烧毁或熔化；③地震效应：大型爆炸可能引发地震波，对周围地区造成破坏。而爆炸对人体造成的损伤较为严重，主要包括：①冲击波伤：由爆炸产生的冲击波造成的伤害，包括内脏破裂和骨折；②热伤：由爆炸产生的高温引起的烧伤；③火灾伤：爆炸引发的火灾造成的烧伤和烟雾吸入；④弹片伤：爆炸产生的飞溅物或碎片造成的创伤。其症状包括：①轻度症状：轻微烧伤、擦伤、骨折、耳鸣；②中度症状：中度烧伤、重型骨折、内脏挫伤、出血；③重度症状：重度烧伤、多脏器损伤、重度出血、休克、严重的心理创伤。爆炸事故的发生与工业事故、恐怖袭击、交通事故、军事冲突等相关。高密度人口地区和工业设施附近发生爆炸的风险较高。

三、预防方法

（1）安全管理：确保爆炸性物质的储存和处理符合安全规范，建立健全安全管理制度和操作规程，加强安全监管和检查力度。

（2）控制危险源：对易燃易爆物品进行妥善储存和管理，防止泄漏和爆炸事故的发生。

（3）提高安全意识：加强员工的安全教育和培训工作，提高他们的安全意识和自我保护能力。

（4）完善应急预案：制定完善的应急预案和处置措施，确保在事故发生时能够迅速、有效地进行应对和处置。

（5）警示标识：设置明显的警示标识和疏散指示。

四、急救方法及急救护理措施

（1）评估伤情：快速评估伤者的意识、呼吸和脉搏，检查外伤和烧伤情况。

（2）呼叫急救：拨打急救电话，提供事故信息和伤者状态。

（3）紧急处理：对伤者进行止血、烧伤处理和心肺复苏等急救措施。

（4）搬运伤者：小心搬运伤者，避免进一步损伤。

（5）基础护理：对伤者烧伤处进行清洁和包扎，控制出血，稳定体位。

（6）专科护理：对多脏器损伤进行专业处理，包括创伤修复、烧伤护理、内脏处理等。

（7）心理支持：提供心理支持，帮助伤者和家属应对心理创伤。

五、灾难应对措施

（一）应急准备

（1）了解环境：熟悉所在场所的安全出口、疏散路线和应急设施。

（2）制定预案：制定爆炸事故应急预案，明确应急响应程序和职责分工。

（3）培训演练：定期组织应急培训和演练，提高员工的应急响应能力和自救互救能力。

（二）现场应急

（1）立即卧倒：在爆炸发生时，立即卧倒在地面不要动，或手抱头部迅速蹲下，以减小冲击波和碎片的伤害。

（2）防护呼吸道：如果爆炸引起火灾和烟雾，应作适当防护，尽量不要吸入烟尘，防止灼伤呼吸道。

（3）迅速报警：立即拨打报警电话，报告事故地点和情况。

（4）疏散撤离：在确认安全后，迅速按照疏散路线撤离现场，避免人群拥挤和踩踏事故发生。

（三）救援与救治

（1）救助伤者：在撤离过程中，如发现有人受伤，应尽力帮助伤者，将其送到安全地方或进行止血等初步救治。

（2）专业救援：等待专业救援队伍到达后，配合他们进行救援和救治工作。

（3）心理援助：为受灾者提供心理援助和安抚工作，帮助他们渡过心理难关。

（四）群体应对措施

（1）现场管理：组织人员进行现场疏散，确保快速、有效地撤离。

（2）急救队伍：部署急救队伍，对伤者进行急救处理。

（3）信息沟通：及时与相关部门沟通，提供准确的事故信息。

（4）后续处理：对伤者进行医疗和心理支持，分析事故原因并做好相应的安全措施。

微测试（自主学习）

一、单选题

1. 处理爆炸事故伤者时，应首先（　　）

A. 立即搬运伤者　　B. 对伤者进行心肺复苏

C. 确保现场安全　　D. 对伤者进行详细的医学检查

2. 爆炸事故中的热伤应如何处理？（　　）

A. 立即用冷水冲洗　　B. 涂抹油膏

C. 用冰块冷却　　D. 进行手术修复

3. 预防爆炸事故的有效措施包括（　　）

A. 增加工作时间　　B. 确保爆炸性物质的安全储存和处理

C. 减少员工培训　　D. 提高生产速度

4. 在爆炸事故中，处理创伤的首要任务是（　　）

A. 立即进行手术　　B. 进行止血和伤口处理

C. 提供心理咨询　　D. 进行长期监测

5. 爆炸事故中的冲击波伤害可能导致（　　）

A. 皮肤瘙痒　　B. 内脏破裂　　C. 轻微骨折　　D. 呼吸道感染

二、判断题

1. 爆炸事故通常伴随有冲击波、热量和火焰。（　　）

2. 处理爆炸事故时，优先考虑对伤者的心理支持。（　　）

3. 为预防爆炸事故，爆炸性物质的储存和处理必须符合安全规范。（　　）

4. 爆炸事故的急救措施包括提供心理支持。（　　）

5. 爆炸事故后的伤者处理可以等到现场完全安全后再进行。（　　）

第3部分

灾难危重症伤员的急救护理

第一章　心脏骤停与心肺复苏

一、PBL 案例（小组学习）

（一）学习目标

（1）理解心脏骤停的基本概念及其急救处理步骤。

（2）掌握心肺复苏和自动体外除颤仪的使用方法。

（二）PBL 案例

情境：某中年男子在公园中突然倒地，经过初步评估，他失去意识、无脉搏且无呼吸。现场的非专业人员目睹了这一情况，但他们不确定该如何处理。

主要讨论点：

（1）如何评估患者的生命体征，确认是否需要启动基础生命支持（BLS）。

（2）现场施救的流程，包括呼救、心肺复苏和自动体外除颤仪的使用。

二、概况

（一）定义

心脏骤停（Cardiac Arrest）是指心脏突然停止有效的泵血功能，导致血液无法循环至全身，迅速引发意识丧失、呼吸停止和心跳消失。世卫组织规定：发病或受伤后 24 小时内心脏停搏，即为心脏骤停。美国心脏协会（AHA）为冠心病患者心脏骤停所作的定义是：冠心病发病后 1 小时内心脏停搏。《西氏内科学》（第十六版）则规定：任何心脏病患者或非心脏病患者，在未能估计到的时间内，心搏突然停止，应视为心脏骤停。若不及时处理，会迅速导致死亡。常见症状包括突然或短时间内意识丧失、无呼吸或呼吸异常、无脉搏、肤色青紫或苍白、体温下降。心脏骤停是人类主要的死亡原因之一，具有突发性和高致死性的特点。根据《中国心脏骤停与心肺复苏报告（2022 年版）》发布的数据，我国心脏骤停总体发病率为 0.971‰，相较于十年前，这一数据呈现上升趋势，且出院存活率极低，仅为 1.2% 左右。公众实施心肺复苏的比例为 17.0%，相较于十年前有了明显提高，而公众使用自动体外除颤仪的比例极低，不足 0.1%，存在很大的提升空间。

（二）致病原因

根据心脏活动情况及心电图表现，心脏骤停可分为四种类型：心室颤动（室颤）、无脉性室性心动过速（无脉性室速）、心室停搏和无脉性电活动（心电－机械分离）。心脏骤停后，体内各种主要脏器对无氧缺血的耐受能力或阈值是不同的。正常体温时，中枢神经系统对无氧缺血的耐受能力最差。脑组织虽只占体重的 2%，但它对氧摄取量和血液供应量的需求却很大。静息时脑组织的氧摄取量占人体总氧摄取量的 20%，血液供应量为心排出量的 15%，故在无氧缺血时，最先受到损害的是脑组织。导致心脏、呼吸骤停的原因众多，80% 以上是由心血管疾病所致，20% 左右为其他原因。

1．心源性原因

（1）冠心病：具体病症为急性心肌缺血、心肌梗死、心功能不全、冠状动脉栓塞等。

（2）非粥样硬化性冠状动脉病：冠状动脉狭窄、风湿性冠状动脉炎、冠状动脉畸形等。

（3）主动脉疾病：主动脉夹层动脉瘤、主动脉发育异常。

（4）心内膜疾病：感染性心内膜炎、心瓣膜病、二尖瓣脱垂。

（5）心肌疾病：肥厚型梗阻性心肌病、病毒性心肌炎等。

（6）心脏肿瘤：心脏黏液瘤、心脏间皮瘤等。

（7）其他：高血压心脏病、肺动脉栓塞、遗传性长 Q－T 间期综合征、心脏传导系统疾病等。

2．非心源性原因

（1）意外事件：如严重创伤、电击伤、溺水、窒息等。

（2）中毒：有机磷农药、灭鼠药。

（3）各种原因所致严重休克。

（4）酸碱失衡与电解质紊乱：酸中毒、高钾血症。

（5）药物所致恶性心律失常：洋地黄、抗心律失常药物。

（6）其他：脑血管意外和急性重症坏死性胰腺炎。

（7）手术及其他诊疗操作中的心脏呼吸骤停：如心包和胸腔穿刺、心导管检查和心血管造影、嗜铬细胞瘤摘除术中和心脏手术过程中。

（8）麻醉意外：如全麻剂量过大、硬膜外麻醉药物误入蛛网膜下腔。

（9）迷走神经受刺激所致的反射性心脏呼吸骤停：如气管造口，气管插管，咽喉、气管、支气管吸引 – 咽心反射，压迫双侧眼球，双侧颈动脉窦 – 窦弓反射，胸、腹部手术，牵拉肺门或肠系膜，胆心反射，妇科检查等。

三、风险因素及预防方法

心脏骤停在老年人中较为常见，但年轻人和儿童也可能发生。遗传因素、器质性心脏病（如冠心病、心肌病等）、心律失常（如室性心动过速、心室颤动等）是心脏骤停的重要致病因素。不良的生活习惯（如吸烟、酗酒、缺乏运动等）和慢性疾病（如高血压、糖尿病等）也会增加心脏骤停的风险。保持良好的生活习惯，如坚持锻炼、合理饮食、避免过度劳累等，可减少心脏骤停的风险。如有心脏病史，应定期进行体检，及时发现并治疗疾病。遵循医生的建议，合理使用药物，避免滥用或误用可能导致心脏骤停的药物。

四、急救方法

（1）立即拨打急救电话：一旦发现有人心脏骤停，应立即拨打当地的急救电话，向医护人员报告情况，并根据指导进行后续操作。

（2）确认现场环境安全：在进行急救前，首先要确认现场环境安全，避免在抢救过程中造成二次伤害。

（3）判断患者意识及呼吸心跳：呼喊并拍打患者肩部，判断其有无意识；观察患者胸部有无起伏，有无呼吸声，颈动脉有无搏动。以上操作应在 10 秒内完成。

（4）启动心肺复苏：

①如果患者无意识、无呼吸、无心跳，应立即进行心肺复苏。

②进行胸外按压：将患者仰卧于安全、坚硬的平面，按压部位为胸骨中下端1/3处。按压时，双手掌根重叠，手指互扣，使全部手指脱离胸壁，两臂伸直，借体重力量加压，使胸骨下陷 5 ~ 6cm（儿童 5cm、婴儿 4cm），然后突然放松减压。按压频率应达到每分钟 100 ~ 120 次。

③进行人工呼吸：解开患者衣领及腰带，使患者头部后仰，保持气道通畅。施救者用口对口或口对鼻的方式进行人工呼吸，吹气速度应与自主呼吸的速度相似。每按压胸部 30 次后，应较快地连续吹气 2 次。

（5）使用自动体外除颤仪：如果现场有自动体外除颤仪，应立即按照设备指示进行操作。自动体外除颤仪可以提供电击，帮助患者恢复正常的心律。

（6）持续监测患者情况：在进行心肺复苏的过程中，应持续监测患者的生命体征，如瞳孔是否恢复、是否有自主呼吸和颈动脉搏动、肤色是否恢复红润等。

（7）尽快送医：一旦患者恢复心跳和呼吸，或医护人员到达现场接替抢救，应尽快将患者送往医院进行进一步治疗。

五、急救护理措施

（1）持续监测：在等待医护人员到达的过程中，持续监测患者的呼吸和脉搏，保持心肺复苏的进行。

（2）防止并发症：避免对患者施加不必要的力，以防止肋骨骨折或胸腔损伤。

（3）心理支持：对患者家属进行安抚和解释，并提供必要的心理支持。

六、高质量心肺复苏标准

（1）按压频率：100 ~ 120 次/分钟。

（2）按压深度：成人 5 ~ 6cm，儿童至少为胸廓前后径的 1/3（约 5cm），婴儿至少为胸廓前后径的 1/3（约 4cm）。

（3）每次按压后胸廓完全恢复至原状。

（4）按压过程中尽量减少胸外按压的中断。

（5）避免过度通气。

（6）胸外按压与人工呼吸的比例为 30∶2。

微测试（自主学习）

一、单选题

1. 心脏骤停的主要表现是（　　）

A. 突然的剧烈头痛　　B. 突然的意识丧失和无呼吸

C. 胸部疼痛和呼吸急促　　D. 轻微的手部麻木

2. 进行 CPR 时，胸外按压的频率应为（　　）

A. 每分钟 60～80 次　　B. 每分钟 80～100 次

C. 每分钟 100～120 次　　D. 每分钟 120～140 次

3. 在等待医护人员到达期间，应如何处理患者？（　　）

A. 继续进行 CPR，并保持患者的体位

B. 让患者休息，避免进一步活动

C. 进行全面的身体检查

D. 向患者提供食物和饮料

4. CPR 中，成人按压的深度应为（　　）

A. 2～3 厘米　　B. 4～5 厘米　　C. 5～6 厘米　　D. 6～7 厘米

5. CPR 的人工呼吸与胸外按压的比例是（　　）

A. 10∶2　　B. 20∶2　　C. 30∶2　　D. 40∶2

二、判断题

1. 基础生命支持的主要目标是维持呼吸和循环。（　　）

2. AED 可以通过电击使心脏恢复正常节律。（　　）

3. 如果不确定心脏骤停的原因，可以不进行胸外按压。（　　）

4. BLS 可由非专业急救者执行。（　　）

5. 使用 AED 前，应确保周围环境安全。（　　）

第二章　严重创伤及护理

第一节　颅脑创伤

一、PBL 案例（小组学习）

（一）学习目标

（1）理解颅脑创伤的类型、症状及其对身体的影响。

（2）掌握急救和护理的关键技术，能够在灾难情况下实施有效的应急措施。

（二）PBL 案例

情境：一场风暴导致某音乐节上数十人受伤，其中包括多例颅脑创伤。

主要讨论点：如何为重伤者制订基础护理和专科护理计划。

二、概况

（一）定义

颅脑创伤（Traumatic Brain Injury，TBI）是指由于外力作用于头部，导致颅骨或脑组织的损伤。损伤可以是开放性（如创口）或闭合性（如脑震荡）的，并可能涉及颅骨骨折、脑出血、脑挫伤等。常见症状包括头痛、恶心和呕吐、意识障碍（如昏迷、意识模糊）、癫痫发作、瞳孔变化（如瞳孔扩大或缩小）、运动或感觉障碍、语言困难、记忆丧失。

颅脑创伤是全球主要的创伤性死亡原因之一，特别是在交通事故、跌倒和暴力事件中。发病率在青少年和老年人群体中较高，男性发病率通常高于女性。

颅脑创伤也是世界上发病率最高的神经系统疾病之一。在我国，每年因颅脑创伤导致的死亡人数接近 10 万人，伤残人数更是高达数十万人，给社会和个人带来了沉重的负担。

（二）分类

临床上根据不同的分类方法对颅脑创伤进行分类，具体如下：

1. 按损伤方式分类

（1）闭合性颅脑创伤：脑组织与外界不相通，头皮、颅骨和硬脑膜的任何一层保持完整。通常由撞击、跌倒或事故引起，头部受力而未破裂，可能导致脑震荡、脑挫伤或血肿。

（2）开放性颅脑创伤：脑组织与外界相通，同时头皮、颅骨、硬脑膜三层均有损伤。涉及头皮或颅骨的裂口，使外部环境能够接触到脑组织。

2. 按损伤部位分类

（1）局部性脑损伤：当损伤的外力作用于局部脑组织时，可导致相应部位的损伤，患者可表现为肢体共济失调、记忆力及注意力减退、思维和综合能力下降等。

（2）弥漫性脑损伤：当外力较强时，可出现弥漫性脑组织损伤，患者可表现为不同程度的昏迷、自主神经功能障碍、持续性植物状态等。

3. 按病情严重程度分类

（1）轻度脑损伤：格拉斯哥昏迷评分（GCS）为 13 ~ 15 分，伤后昏迷时间在 20 分钟以内。

（2）中度脑损伤：格拉斯哥昏迷评分为 9 ~ 12 分，伤后昏迷时间在 20 分钟至 6 小时以内。

（3）重度脑损伤：格拉斯哥昏迷评分为 3 ~ 8 分，伤后昏迷时间在 6 小时以上，或者在伤后 24 小时内出现意识状态恶化并昏迷 6 小时以上。

4. 按损伤性质和血肿来源分类

（1）脑震荡：轻度脑损伤，通常伴有暂时的意识丧失和认知功能障碍。

（2）脑挫伤：脑组织的局部损伤，可能导致长期的神经功能障碍。

（3）颅骨骨折：颅骨的破裂或裂缝，可能伴随脑组织损伤。

（4）脑出血：脑内或脑膜下出血，可能导致压迫和脑功能障碍。

（5）脑积水：由于脑脊液循环障碍引起的脑室扩张。

5．按血肿来源和部位分类

（1）硬膜外血肿：硬膜外血肿是位于颅骨内板与硬脑膜之间的血肿，好发于幕上半球凸面，约占外伤性颅内血肿的30%。

（2）硬膜下血肿：硬膜下血肿是指颅内出血的血液积聚在硬脑膜下腔，是颅内出血最常见的一种类型。

（3）脑内血肿：脑内血肿包括浅部血肿和深部血肿，前者有脑挫裂伤，后者可能没有。血肿可位于伤灶裂口或脑深部白质内。

（三）病因

（1）外力作用于头部：由于颅骨内陷和迅即回弹或骨折引起的脑损伤，这种损伤常发生在着力部位。

（2）脑与颅骨之间的相对运动：头部遭受外力的瞬间，脑与颅骨之间的相对运动造成的损伤，这种损伤既可发生在着力部位，也可发生在着力部位的对侧，即对冲伤。在加速性损伤中，主要是第一种因素起作用；在减速性损伤中，上述两种因素均有重要意义。

（四）症状

颅脑创伤的症状因损伤类型和严重程度而异，主要包括以下几个方面：

（1）意识障碍：轻症患者可能仅表现为短暂的意识丧失或恍惚；中重症患者则可能出现持续的意识障碍，表现为昏迷、嗜睡等。

（2）头痛与呕吐：颅脑创伤后常出现头痛症状，多为持续性胀痛或跳痛；同时可能伴有恶心、呕吐等颅内压增高症状。

（3）瞳孔变化：部分患者可能出现瞳孔散大、对光反射迟钝或消失等瞳孔变化，提示可能存在脑疝等严重并发症。

（4）肢体活动障碍：颅脑创伤可能导致肢体活动无力、瘫痪等症状，尤其是当损伤累及运动区时更为明显。

（5）其他症状：如语言障碍、视力障碍、听力障碍、感觉异常等，均可能与颅脑创伤有关。

（五）诊断

颅脑创伤的诊断主要依据患者的病史、症状、体征及辅助检查结果来判断。常用的辅助检查包括：

（1）头颅CT：这是首选的检查手段，其检查时间短，受限少，对颅内血肿的诊断具有很高的敏感性和特异性。短期内为鉴别疾病类型或轻重程度可重复检查，但对于颅内神经损伤并不能直接显示出来。

（2）磁共振成像（MRI）：对于软组织的分辨率更高，能够更清晰地显示脑组织的损伤情况，但检查时间较长且费用较高。

（3）颅内压监测：通过分析患者颅内压变化，帮助判断患者的脑水肿情况。

三、预防方法

（1）安全驾驶：骑行运动时佩戴保护装备，如头盔。驾驶交通工具时遵守交通规则，系好安全带。

（2）环境安全：减少跌倒风险，改善居住环境。

（3）暴力预防：避免暴力冲突和伤害。

四、急救方法

（1）保持呼吸道通畅：如果患者失去意识，采用侧卧位。

（2）检查意识：轻拍患者肩部并呼喊，如果患者无反应，检查呼吸。

（3）呼叫急救：立即联系急救服务。

（4）避免移动：除危险环境外避免移动患者，以防加重伤情。

（5）处理出血：如有外伤，使用干净的布料止血。

（6）监测生命体征：持续监测患者的呼吸和脉搏情况。

五、急救护理措施

（1）定期评估患者的神经功能和意识水平。

（2）监测患者的生命体征，包括呼吸、脉搏和血压。

（3）维持患者良好的体位，避免压疮发生。

（4）确保患者适当的营养和水分摄入。

（5）一般治疗：包括保持患者呼吸道通畅、预防感染等。对于昏迷患者应给予鼻饲饮食或静脉营养支持。

（6）药物治疗：使用镇痛药、抗癫痫药或其他药物控制患者症状；根据病情使用止血药、脱水剂、抗生素等药物，以减轻脑水肿、降低颅内压、预防感染等；同时可使用营养神经药物。

（7）影像学检查：根据需要进行CT或MRI检查，评估患者脑部损伤。

（8）康复治疗：物理疗法、职业疗法或言语疗法，以促进患者功能恢复。

微测试（自主学习）

一、单选题

1. 颅脑创伤的常见症状包括以下哪项？（　　）

A. 咳嗽　　B. 头痛　　C. 胃痛　　D. 视力模糊

2. 哪种颅脑创伤类型通常伴随有脑组织的局部损伤？（　　）

A. 脑震荡　　B. 脑挫伤　　C. 颅骨骨折　　D. 脑积水

3. 在处理颅脑创伤时，急救人员应如何处理意识丧失的患者？（　　）

A. 立即移动患者

B. 让患者站起来

C. 保持患者呼吸道通畅，并在必要时采取侧卧位

D. 给予患者大量水分

4. 颅脑创伤的临床分型不包括以下哪项？（　　）

A. 脑震荡　　B. 脑挫伤　　C. 脑积水　　D. 颈椎骨折

5. 颅脑创伤患者在转运途中，应采取哪种体位？（　　）

A. 仰卧位　　B. 俯卧位　　C. 侧卧位　　D. 坐位

二、判断题

1. 颅脑创伤的症状可能包括记忆丧失和语言困难。(　　)
2. 脑震荡是一种严重的脑损伤，通常伴有长期的神经功能障碍。(　　)
3. 在颅脑创伤急救过程中，应避免移动患者，除非在危险环境中。(　　)
4. 佩戴头盔可以有效减少颅脑创伤的风险。(　　)
5. 颅骨骨折一定会伴随颅内出血。(　　)

第二节　胸部创伤

一、PBL 案例（小组学习）

（一）学习目标

（1）理解胸部创伤的类型、症状及其对身体的影响。

（2）掌握急救和护理的关键技术，并能够在灾难情况下实施有效的应急措施。

（二）PBL 案例

情境：某建筑工地发生事故，几名工人受伤，其中两人出现了严重的胸部创伤。

主要讨论点：分析现场情况，评估受伤工人的伤情并确认急救步骤，包括如何处理胸部创伤、保持呼吸道通畅和呼叫急救。

二、概况

（一）定义

胸部创伤是指由于外力作用导致胸腔内的器官、组织（如肋骨、肺、心脏、大血管等）受损的损伤。胸部创伤可以分为开放性创伤（如刺伤、枪伤）和闭合性创伤（如钝器伤、车祸）。症状有呼吸困难、胸痛、咳血、皮下气肿、紫绀（皮肤和黏膜发紫）、心率加快、血压下降等。胸部创伤的常见原因包括车祸、挤压伤、摔伤和锐器伤等。这些原因可能导致胸壁、肋骨、胸骨、肺、心脏等胸部组织和器官的损伤。根据损伤暴力性质不同，可分为钝性伤和穿透伤。根据损伤是否造成胸膜腔与外界沟通，可分为开放伤和闭合伤。临床上胸部创伤的类型包括：

（1）气胸：空气进入胸膜腔，导致肺萎陷。

（2）血胸：血液积聚在胸膜腔内。

（3）连枷胸：多根肋骨骨折导致胸壁失去正常的结构支撑。

（4）心脏压塞：血液或其他液体积聚在心包腔内，压迫心脏。

（5）肺挫伤：肺组织因钝器伤而挫伤。

（二）临床表现

胸部创伤的临床表现多种多样，常见的症状包括：

（1）疼痛：胸部创伤后，由于炎症反应和局部神经受到刺激，会引起疼痛。疼痛在触碰或按压时可能加重。

（2）肿胀：由于血管损伤出血和炎症反应导致的组织渗出液增多，会造成局部肿胀。

（3）皮下淤血：由于皮下血管损伤，血液渗出到组织间隙中，形成皮下淤血。

（4）呼吸困难：胸外伤后，胸腔内的积液、积血或气胸等情况可能影响胸腔的运动和呼吸功能，导致呼吸困难。

（5）其他症状：根据损伤的具体部位和程度，可能出现心悸、胸闷、浑身大汗、截瘫、意识模糊甚至呼之不应等症状。在重度损伤的情况下，还可能出现呼吸、心脏骤停等危及生命的情况。

（三）诊断方法

胸部创伤的诊断通常依据详细的病史、体格检查和辅助检查来进行。医生会仔细询问患者受伤时的情形，观察伤口情况、疼痛部位、有无胸廓畸形、有无呼吸音变化、有无气管偏移等。进一步的辅助检查可能包括胸部 X 片、胸部 CT、心电图、心脏超声、肺部超声、胸椎 MR、支气管镜等，以确诊胸部创伤的具体部位、严重程度和并发症情况。

（四）治疗措施

胸部创伤的治疗措施根据损伤的严重程度和类型而异。

（1）对于较轻的胸部创伤，如皮肤擦伤、肌肉拉伤等，通常无须特殊治疗，多数可以自愈。

（2）对于中等程度的胸部创伤，如单根肋骨骨折、无错位锁骨骨折等，治疗方法可能包括局部悬吊固定、胸腔闭式引流、止痛、清除气道分泌物、必要时使用抗生素以及进行骨科手术等。

（3）对于严重的胸部创伤，如张力性气胸、心脏压塞等，需要立即进行紧急处理，如放置胸腔引流管或胸膜腔闭式引流装置以排出积液，使患者恢复正常的呼吸功能。

患者应避免自行用药或处理，以免加重病情或造成二次伤害。建议及时就医，在专业医生指导下进行相应检查和治疗。

三、预防方法

（1）安全驾驶：佩戴安全带，遵守交通规则。

（2）工作安全：在高风险工作环境中佩戴防护装备。

（3）体育防护：在高风险体育活动中佩戴适当的防护装备。

（4）暴力预防：避免卷入暴力冲突。

四、急救方法

（一）院前急救护理

院前急救是指在患者被送往医院之前，由急救人员进行的初步救治和护理。对于胸部创伤的患者，院前急救护理至关重要。

（1）保持呼吸道通畅：及时清除患者呼吸道内的分泌物、血液或呕吐物，防止窒息。对于呼吸困难的患者，应给予高流量吸氧，必要时进行气管插管或气管切开。

（2）控制外出血：对于有明显外出血的患者，应立即用干净的敷料或衣物压迫伤口止血，并尽快送往医院。

（3）固定骨折部位：对于肋骨骨折的患者，应使用绷带或夹板固定骨折部位，以减少骨折端的活动和疼痛。

（4）保护脊柱：在搬运患者时，应注意保护患者脊柱，避免加重脊髓损伤。

（5）迅速转运：在完成初步救治后，应尽快将患者转运至有条件的医院进行进一步治疗。

（二）院内急救护理

院内急救护理是指在患者到达医院后，由医护人员进行的全面救治和护理。

（1）生命体征监测：持续监测患者的生命体征，包括心率、呼吸、血压、血氧饱和度等，以及时发现病情变化。

（2）建立静脉通道：为患者建立有效的静脉通道，以便及时输注药物和液体。

（3）疼痛管理：对于疼痛明显的患者，应给予适当的镇痛治疗，以减轻患者的痛苦。

（4）胸腔闭式引流：对于血气胸或胸腔积液的患者，应尽早进行胸腔闭式引流，以排出胸腔内的积血或积液。

（5）心理护理：关注患者的心理状态，给予必要的心理支持和安慰，帮助患者树立战胜疾病的信心。

五、急救护理措施

（1）定期评估患者的呼吸功能和氧合状态。

（2）监测患者生命体征，包括心率、呼吸频率和血压。

（3）保持患者体位舒适，避免压迫患者胸部。

（4）确保患者适当的营养和水分摄入。

（5）药物治疗：使用止痛药、抗生素等控制症状和预防感染。

（6）影像学检查：根据需要进行 X 光、CT 等检查评估损伤情况。

（7）胸腔引流：如有气胸或血胸，进行胸腔引流。

（8）呼吸支持：必要时使用机械通气等呼吸支持措施。

（9）手术治疗：严重损伤可能需要手术修复。

微测试（自主学习）

一、单选题

1. 胸部创伤的常见症状包括以下哪项？（　　）

A. 头痛　　B. 胸痛　　C. 胃痛　　D. 视力模糊

2. 哪种胸部创伤通常伴随有空气进入胸膜腔？（　　）

A. 气胸　　B. 血胸　　C. 连枷胸　　D. 心脏压塞

3. 在处理胸部创伤时，急救人员应如何处理呼吸困难的患者？（　　）

A. 立即移动患者

B. 让患者站起来

C. 保持患者呼吸道通畅，并在必要时给予氧气

D. 给予患者大量水分

4. 下列哪项不是胸部创伤的评估指标？（　　）

A. 呼吸频率　　B. 血压　　C. 心率　　D. 血糖水平

5. 对于开放性胸部创伤患者，应采取哪种紧急措施？（　　）

A. 立即封闭伤口　　B. 给予抗生素治疗

C. 进行胸腔穿刺　　D. 实施手术治疗

二、判断题

1. 胸部创伤可能导致气胸的发生。（　　）

2. 肋骨骨折是胸部创伤中最常见的伤害之一。（　　）

3. 心脏破裂是胸部创伤后最常见的死因。（　　）

4. 钝性胸部创伤通常不会造成心脏损伤。（　　）

5. 胸部创伤患者可能会出现呼吸困难的症状。（　　）

第三节 腹部创伤

一、PBL 案例（小组学习）

（一）学习目标

（1）理解腹部创伤的类型、症状及其对身体的影响。

（2）掌握急救和护理的关键技术，并能够在灾难情况下实施有效的应急措施。

（二）PBL 案例

情境：在一次大型公共活动中，一辆失控的车辆冲入人群，导致多名人员受伤，其中几人出现了严重的腹部创伤。

主要讨论点：分析现场情况，评估受伤人员的伤情并为重伤者制订基础护理和专科护理计划。

二、概况

（一）定义

腹部创伤是指由于外力作用导致腹腔内的器官（如肝脏、脾脏、胃、肠、胰腺等）和组织受损的情况。腹部创伤可以分为开放性创伤（如刺伤、枪伤）和闭合性创伤（如钝器伤、车祸）。腹部创伤的症状包括腹痛、恶心和呕吐、腹胀、出血（内出血或外出血）、休克（低血压、心率加快、意识模糊）、皮下瘀斑（尤其在腹部）及呼吸困难（严重情况下）。腹部创伤的常见原因包括车祸、高处坠落、受到外力挤压或碰撞等。在交通事故、工业事故以及战争等情况下，腹部创伤的发生率较高。腹部创伤是导致创伤性死亡的重要原因之一。腹部创伤的类型包括：

（1）实质脏器损伤：如肝脏、脾脏、肾脏的损伤。

（2）空腔脏器损伤：如胃、肠、膀胱的损伤。

（3）腹壁损伤：包括肌肉和皮肤的损伤。

（4）血管损伤：腹主动脉、静脉等大血管损伤。

（二）临床表现

腹部创伤的临床表现多种多样，常见的症状包括腹痛、恶心、呕吐、呼吸困难等。其中，腹痛是腹部创伤最常见的症状，发生率为 95% ~100%。此外，患者还可能出现腹膜刺激征、肠鸣音减弱或消失、呕血、意识障碍等症状。出血和感染是腹部创伤患者死亡的主要原因。

（三）诊断方法

腹部创伤的诊断通常依据患者的病史、临床表现和辅助检查来进行。常用的辅助检查包括血常规、血生化、电解质、血清淀粉酶、B 超、全腹 CT 等。这些检查有助于明确腹部创伤的部位、性质和严重程度，为制订治疗方案提供依据。

（四）治疗原则

腹部创伤的治疗原则包括及时解除威胁生命的急症（如解除呼吸梗阻、控制活动性出血等）、补充血容量、处理合并伤、控制感染等。对于开放性腹部创伤，通常需要进行手术探查和治疗。而对于闭合性腹部创伤，则需要在密切观察患者病情变化的同时，根据具体情况决定是否进行手术治疗。

三、预防方法

（1）安全驾驶：佩戴安全带，遵守交通规则。

（2）工作安全：在高风险工作环境中佩戴防护装备。

（3）暴力预防：避免卷入暴力冲突。

（4）运动防护：在高风险体育活动中佩戴防护装备。

四、急救方法

（1）保持呼吸道通畅：确保患者呼吸道通畅，必要时对呼吸道进行清理。

（2）立即呼叫急救：联系急救服务，描述伤情。

（3）止血：如有开放性创伤，使用干净的布料或敷料止血；对于出血量较大的伤口，应立即使用干净的纱布或衣物进行压迫止血，避免血液流失过多。

（4）防止进一步损伤：避免移动患者，除非在危险环境中；避免对伤口进行不必要的触摸或挤压，以减少对伤口的刺激和感染风险。

（5）给予氧气：如果可能，为患者提供氧气辅助呼吸。

（6）伤口清理：使用清水或生理盐水冲洗患者伤口，去除伤口内外的异物和污染物，然后用碘伏等消毒液对伤口进行消毒处理。

（7）监测生命体征：持续监测患者呼吸、脉搏和血压。

（8）胃肠减压：通过留置胃管进行胃肠减压，以减轻胃肠道内的压力，缓解腹痛和腹胀等症状。

（9）补液治疗：及时给予患者补液治疗，以维持机体的水、电解质平衡和循环血量。

（10）保持患者身体温暖：用毯子或衣物覆盖患者，防止体温过低。

五、急救护理措施

（一）基础护理

（1）密切观察病情：定期评估患者生命体征，包括心率、呼吸频率和血压等指标的变化情况，以及腹痛、恶心、呕吐等症状的缓解情况。

（2）保持呼吸道通畅：确保患者的呼吸道通畅，必要时进行气管插管或气管切开等操作。

（3）监测患者腹部症状，观察腹胀、疼痛和出血情况。

（4）确保患者适当的营养和水分摄入。

（5）提供心理支持，减轻患者的焦虑和恐惧。

（6）预防感染：给予患者广谱抗生素等抗感染药物，以预防伤口感染和其他并发症的发生。

（7）营养支持：在患者病情稳定后，给予适当的营养支持，以促进患者的康复和恢复。

（二）专科护理重点

（1）影像学检查：根据需要进行X光、CT、超声等检查评估损伤情况。

（2）手术治疗：严重损伤可能需要手术修复。

（3）药物治疗：使用止痛药、抗生素等控制症状和预防感染。

（4）输血：如患者有大量出血，可能需要输血。

（5）监测和处理并发症，如休克、感染等。

微测试（自主学习）

一、单选题

1. 在处理腹部创伤时，下列哪一项是首要的急救措施？（　　）

A. 立即进行手术 B. 控制出血 C. 给予止痛药 D. 进行X光检查

2. 腹部创伤患者出现腹膜刺激征时，最可能的原因是什么？（　　）

A. 消化道穿孔 B. 肌肉拉伤 C. 皮肤擦伤 D. 骨折

3. 腹部创伤患者出现休克症状时，应首先采取哪种措施？（　　）

A. 立即输血 B. 快速补液扩容 C. 给予镇静剂 D. 进行心肺复苏

4. 腹部创伤患者出现呼吸困难时，应优先考虑哪种情况？（　　）

A. 肋骨骨折 B. 气胸 C. 腹部胀气 D. 肺部感染

5. 腹部创伤患者出现呕血，最可能的原因是什么？（　　）

A. 胃肠道损伤 B. 口腔溃疡 C. 鼻出血 D. 牙龈出血

二、判断题

1. 腹部创伤患者在急救时应立即给予口服止痛药。（　　）

2. 腹部创伤患者出现休克症状时，应优先进行液体复苏。（　　）

3. 腹部创伤患者可以自行行走，无须卧床休息。（　　）

4. 腹部创伤患者在转运过程中应尽量减少颠簸，以减轻疼痛。（　　）

5. 在急救现场应对腹部创伤患者立即进行腹部穿刺以确定损伤情况。（　　）

第四节　四肢创伤

一、PBL 案例（小组学习）

（一）学习目标

（1）理解四肢创伤的类型、症状及其对身体的影响。

（2）掌握急救和护理的关键技术，并能够在灾难情况下实施有效的应急措施。

（二）PBL 案例

情境：在某次工地施工事故中，因钢梁掉落，导致多名工人受伤，其中几人出现了严重的四肢创伤。

主要讨论点：分析现场情况，评估受伤人员的伤情并确认急救步骤，包括如何处理四肢创伤、固定和止血。

二、概况

（一）定义

四肢创伤是指上肢（手臂、前臂、手）或下肢（大腿、小腿、脚）的骨骼、肌肉、关节、血管、神经等结构因外力作用而受到的损伤。这种伤害可能由车祸、跌倒、运动事故等多种原因引起，是一种常见的骨骼和软组织损伤。常见的四肢创伤包括骨折、脱臼、软组织损伤和开放性创伤。四肢创伤的症状包括疼痛、畸形、功能障碍、出血及皮下瘀斑。四肢创伤在交通事故、体育活动、跌倒和暴力事件中较为常见，是急诊室常见的病情之一。四肢创伤的类型包括：

（1）骨折：闭合性骨折指骨折未穿透皮肤。开放性骨折指骨折端穿透皮肤，暴露于外界。

（2）脱臼：关节脱离正常位置。

（3）软组织损伤：肌肉、韧带和肌腱损伤。

（4）神经血管损伤：伴随骨折或脱臼的神经、血管损伤。

（二）临床表现

（1）疼痛：由于骨骼或软组织的断裂，患者会感到剧烈的疼痛，疼痛程度与损伤的严重程度相关。

（2）肿胀和淤血：伤处周围可能会出现肿胀和淤血，皮肤可能呈现红色或紫色。

（3）功能障碍：由于骨骼或软组织的损伤，受伤部位可能无法正常活动，如手臂无法伸展或弯曲，腿部无法行走或承重。

（4）畸形：严重的骨折可能导致受伤部位出现明显的畸形，如肘部或手指的弯曲，膝盖或脚踝的异常扭曲。

（5）出血：对于开放性骨折，即骨头穿破皮肤的情况，患者可能会出现明显的出血。

三、预防方法

（1）安全驾驶：佩戴安全带，遵守交通规则。

（2）运动防护：在高风险体育活动中佩戴防护装备。

（3）居家安全：避免地面湿滑，清理障碍物。

（4）工作防护：在高风险工作环境中佩戴防护装备。

四、急救方法

（一）急救原则

（1）保持冷静：在处理患者之前，确保自身安全，避免进一步的伤害。

（2）及时呼救：呼叫急救人员，并向他们提供详细的伤情描述。

（3）止血：对于有明显出血的伤口，使用干净的纱布或绷带直接压迫伤口以止血。如果出血无法止住，应将伤肢抬高以减少出血量。

（4）固定：使用绷带、布条或木板等物品固定伤肢，保持其自然位置，避免移动伤肢而加重伤情。

（5）清洁伤口：对于开放性伤口，应使用消毒酒精或碘伏消毒伤口周围的皮肤，并用无菌纱布或消毒棉球轻轻擦拭伤口。

（二）急救步骤

（1）检查伤情：迅速检查患者的伤情，评估是否有骨折、出血、神经损伤等情况。

（2）固定受伤部位：使用夹板或其他硬物固定患者受伤部位，避免进一步损伤。

（3）止血：对于患者出血的伤口，立即进行止血处理。

（4）固定伤肢：使用合适的物品固定患者伤肢，保持其稳定。

（5）转运：在固定好伤肢后，尽快将患者转运至医院接受进一步治疗。

五、急救护理措施

（一）基础护理

（1）监测患者生命体征，包括心率、呼吸频率和血压。

（2）定期评估患者疼痛程度，并给予适当的止痛药物。

（3）确保患者适当的营养和水分摄入。

（4）提供心理支持，减轻患者的焦虑和恐惧。

（二）专科护理重点

（1）影像学检查：根据需要进行 X 光、CT 等检查评估损伤情况。

（2）手术治疗：严重骨折或脱臼可能需要手术修复。

（3）药物治疗：使用止痛药、抗生素等控制症状和预防感染。

（4）康复治疗：进行物理治疗，恢复受伤部位的功能。

（5）监测和处理并发症，如感染、血管和神经损伤等。

微测试（自主学习）

一、单选题

1. 在灾难现场，对于四肢开放性骨折患者，首要处理措施是什么？(　　)

A. 立即进行复位　　B. 止血并包扎伤口

C. 给予口服止痛药　　D. 让患者保持站立姿势

2. 在灾难现场，对于四肢创伤患者，使用夹板的主要目的是什么？(　　)

A. 减轻疼痛　　B. 促进血液循环

C. 固定受伤部位，减少移动　　D. 加速伤口愈合

3. 在灾难现场，对于四肢创伤患者，下列哪项不是急救措施的一部分？(　　)

A. 止血　　B. 包扎伤口

C. 立即手术　　D. 固定受伤部位

4. 在灾难现场，对于四肢创伤患者，使用三角巾的主要目的是什么？(　　)

A. 止血　　B. 固定受伤部位

C. 提供保暖　　D. 遮挡阳光

5. 在灾难现场，对于四肢创伤患者，下列哪种情况需要优先处理？(　　)

A. 轻微擦伤　　B. 开放性骨折伴有大量出血

C. 皮肤红肿　　D. 肌肉拉伤

二、判断题

1. 在处理四肢创伤时，应优先考虑止血和固定受伤部位。(　　)

2. 对于四肢创伤患者，如果伤口较深，应该立即进行缝合处理。(　　)

3. 四肢创伤患者在急救时，可以使用任何材料对伤肢进行临时固定。(　　)

4. 四肢创伤的初步处理中，可以使用冰块直接敷在伤口上以减轻肿胀。(　　)

5. 四肢创伤患者在转运前，应先评估是否有颈椎损伤。(　　)

第五节 多发伤

一、PBL 案例（小组学习）

（一）学习目标

（1）理解多发伤的类型、症状及其对身体的影响。

（2）掌握急救和护理的关键技术，能够在灾难情况下实施有效的应急措施。

（二）PBL 案例

情境：一辆大巴车与货车相撞，造成多名乘客和司机严重多发伤。

主要讨论点：讨论如何协调救援资源，制订灾难应急计划和后续治疗方案。

二、概况

（一）定义

多发伤是指在同一伤因打击下，人体同时或相继有两个以上的解剖部位或脏器受到严重创伤，常伴有大出血、休克和严重的生理功能紊乱，从而危及生命。这些损伤可能包括骨折、内脏器官损伤、脑外伤、胸部和腹部创伤等。其中解剖部位损伤往往是致命性的。多发伤与多处伤不同，多处伤是指同一部位或脏器有两处以上的损伤，而多发伤则涉及多个解剖部位或脏器的严重创伤。

多发伤的特点为严重性较高，伤情变化快，常导致复杂的临床情况出现和较高的死亡率。多发伤往往具有以下特点：伤情重、休克发生率高；严重低氧血症；容易漏诊和误诊；伤后并发症和感染发生率高。多发伤的常见症状包括：①局部症状：根据具体损伤部位出现相应的症状，如疼痛、肿胀、畸形、出血等；②全身症状：失血性休克、意识障碍、呼吸困难、低血压、脉搏微弱等；③并发症：感染、血栓形成、多器官功能衰竭等。多发伤是急诊科和创伤中心常见的急危重症。多发伤的常见病因主要包括交通事故、爆炸性事故、矿场事故、高空坠落等。这些事故往往具有突发性、高能量和复杂性，导致人体多个部位或脏器同时或相继受损。此外，某些患者在平地跌倒、从自行车上跌落时也可能出现多发伤。

（二）类型

1. 按损伤部位分类

（1）头颈部多发伤：脑外伤、颈椎骨折等。

（2）胸部多发伤：肋骨骨折、肺挫伤、心脏挫伤等。

（3）腹部多发伤：肝脾破裂、肠穿孔等。

（4）四肢多发伤：多发骨折、软组织损伤等。

2. 按损伤机制分类

（1）钝性外伤：由撞击、跌倒等造成。

（2）穿透性外伤：由刀、子弹等锐器造成。

（三）临床特点

多发伤的临床表现因其损伤部位及严重程度的不同而有所差异，但通常都具有以下特点：

（1）伤情严重：多发伤通常伴随多处解剖部位或脏器的损伤，伤情严重，组织破坏广泛。

（2）失血性休克或创伤性休克：由于多处出血和组织破坏，患者常出现失血性休克或创伤性休克。

（3）免疫功能紊乱：多发伤导致机体处于全面应激状态，免疫功能紊乱。

（4）高代谢状态：患者处于高代谢状态，能量消耗增加。

（5）多器官功能障碍综合征（MODS）：严重的多发伤可能导致多器官功能障碍综合征，甚至危及生命。

（四）临床表现

（1）头颅伤：可伴有颅内出血、颅骨骨折、头痛、昏迷、意识障碍等。

（2）颈部伤：可伴有颈部血管破裂大出血、气管破裂、颈椎骨折等。

（3）胸部伤：可伴有多发肋骨骨折、胸椎骨折、肺挫伤、血气胸、主动脉破裂出血等，可造成呼吸困难、出血休克等症状。

（4）腹部伤：如伴有肝破裂、脾破裂等情况，可造成大出血休克、腹膜刺激征等症状。

（5）泌尿生殖系统损伤：如伴有肾破裂、膀胱破裂、阴道破裂等，可造成出血、排尿困难、尿失禁等症状。

（6）多发骨折：如脊椎骨折、四肢骨折、骨盆骨折等，除了造成大量出血外，还可导致脊髓损伤、局部活动障碍等。

（五）治疗

多发伤的治疗需要采取急救、药物、手术等多种手段，以尽快稳定患者生命体征，减少并发症和死亡率。

1. 急救治疗

（1）气道管理：清理患者口、鼻、咽喉内异物，保证呼吸道通畅。

（2）止血：对明显出血部位进行初步止血。

（3）固定：对脊柱或伤肢等进行局部固定。

2. 药物治疗

（1）使用升血压药物（如肾上腺素、去甲肾上腺素）维持血压。

（2）使用止痛药（如布洛芬）缓解疼痛。

（3）使用抗感染药（如头孢曲松）预防和治疗感染。

3. 手术治疗

（1）清创缝合术：对开放性伤口进行清创缝合。

（2）探查手术：对不明确损伤部位的患者进行手术探查。

（3）其他手术治疗：根据损伤部位或脏器的不同进行手术。手术顺序取决于受伤器官的严重性和重要性。

三、预防方法

（1）交通安全：遵守交通法规，佩戴安全带和头盔。

（2）工作安全：佩戴防护装备，遵守安全操作规程。

（3）暴力预防：加强社会治安，减少暴力事件发生。

（4）自然灾害防护：提高防灾减灾意识和能力。

四、急救方法

（一）初步评估和处理

（1）生命体征监测：检查患者的呼吸、脉搏、血压等。

（2）初步止血：压迫止血、使用止血带等。

（3）固定骨折：使用夹板固定受伤部位。

（4）保持呼吸道通畅：必要时进行气道管理。

（二）快速转运

在确保基础生命支持的情况下，迅速转运至有条件的医疗机构。

（三）院内急救

（1）高级生命支持：根据病情给予适当的药物和治疗措施。

（2）手术干预：必要时进行紧急手术处理内脏损伤和出血。

五、急救护理措施

（一）基础护理

（1）监测生命体征：定时监测患者的血压、心率、呼吸和体温。

（2）疼痛管理：使用药物和非药物方法减轻患者的疼痛。

（3）预防感染：保持患者创伤部位清洁，使用无菌敷料。

（4）心理支持：提供心理疏导，减轻患者的焦虑和恐惧。

（二）专科护理重点

（1）外科护理：术后监测和护理，预防术后并发症。

（2）呼吸护理：监测和支持患者呼吸功能，使用氧疗和呼吸机。

（3）神经护理：监测患者意识状态，预防和处理脑水肿。

（4）康复护理：根据患者情况制订康复计划，促进功能恢复。

微测试（自主学习）

一、单选题

1. 在多发伤患者中，下列哪项是早期识别休克的重要指标？（　　）

A. 皮肤苍白　　B. 脉搏细速

C. 尿量减少　　D. 意识模糊

2. 在灾难现场，对于多发伤患者，下列哪项措施最有助于维持呼吸道通畅？（　　）

A. 给予氧气　　B. 清除口腔异物

C. 使用呼吸机　　D. 给予镇静剂

3. 在多发伤患者中，下列哪项是早期识别颅内出血的重要指标？（　　）

A. 头痛　　B. 呕吐

C. 瞳孔不对称　　D. 意识障碍

4. 在灾难现场，对于多发伤患者，下列哪项措施最有助于预防感染？（　　）

A. 及时清创　　B. 使用抗生素

C. 输注血液制品　　D. 保持体温

5. 在多发伤患者中，下列哪项是早期识别腹部内脏损伤的重要指标？（　　）

A. 腹痛　　B. 腹胀

C. 腹部压痛　　D. 恶心呕吐

二、判断题

1. 在救治多发伤患者的过程中，应优先处理最严重的创伤。（　　）

2. 多发伤患者通常需要紧急手术干预，以防止并发症的发生。（　　）

3. 多发伤患者在急救时，可以忽略疼痛管理，优先处理生命体征。（　　）

4. 在转运多发伤患者过程中，应使患者保持平卧位，避免移动造成二次伤害。（　　）

5. 多发伤患者在急救时，应立即进行详细的身体检查，以确定所有损伤。（　　）

第六节　复合伤

一、PBL 案例（小组学习）

（一） 学习目标

（1） 理解复合伤的类型、症状及其对身体的影响。

（2） 掌握急救和护理的关键技术，能够在灾难情况下实施有效的应急措施。

（二） PBL 案例

情境：一名工人在高处作业时不慎坠落，造成多处严重损伤，包括头部外伤、胸部挫伤和四肢骨折。

主要讨论点：评估现场情况，识别患者的伤情类型和严重程度，并为重伤者制订基础护理和专科护理计划。

二、概况

（一） 定义

复合伤是指同一患者在同一时间内受到两种或以上不同性质的损伤，如骨折合并软组织损伤、头部外伤合并胸部创伤等。复合伤常见于严重的创伤事件，如交通事故、坍塌事故、爆炸事故等。复合伤的特点是常以一伤为主，伤情可被掩盖，多有复合效应。

复合伤的常见症状包括：①局部症状：根据具体损伤部位出现疼痛、肿胀、畸形、出血、功能障碍等。②全身症状：失血性休克、意识障碍、呼吸困难、低血压、脉搏微弱等。③并发症：感染、血栓形成、多器官功能衰竭等。复合伤在急诊科和创伤中心较为常见，是急危重症中的重要类型。

复合伤的常见致伤因素包括热能、射线、机械力（如冲击波、高强度挤压）、激光、微波、化学物等。这些致伤因素可能单独或同时作用于人体，造成不同程度的损伤。

（二）类型

1. 按损伤原因分类

（1）放射复合伤：人体同时或相继受放射损伤和一种或几种非放射损伤（如烧伤、冲击伤等）。

（2）烧伤复合伤：指人体同时或相继受到热能（热辐射、热蒸气、火焰等）和其他创伤所致的复合损伤。

（3）化学性复合伤：各种创伤合并化学毒物中毒或伤口直接染毒者。

2. 按损伤机制分类

（1）钝性外伤：由撞击、跌倒等造成的复合伤。

（2）穿透性外伤：由刀、子弹等锐器造成的复合伤。

（三）临床表现

复合伤的临床表现多种多样，具体取决于损伤的部位、程度和类型。常见的临床表现包括：

（1）疼痛与不适：复合伤通常伴有剧烈的疼痛和不适感，影响患者的日常生活和康复。

（2）出血与休克：复合伤可能导致大量出血，进而引发休克，危及患者生命。

（3）感染：复合伤创面易受到细菌污染，引发感染，影响伤口愈合和康复进程。

（4）多器官功能障碍综合征：严重的复合伤可能导致多器官功能障碍综合征，提高治疗难度和增加死亡率。

（四）诊断与检查

复合伤的诊断需要结合患者的病史、临床表现、体格检查以及实验室检查、影像学检查等多种手段。常用的检查方法包括 X 光、CT、MRI 等影像学检查，以及血常规、尿常规、肝肾功能等实验室检查。这些检查有助于明确损伤的部位、程度和类型，为制订治疗方案提供依据。

三、预防方法

（1）交通安全：遵守交通法规，佩戴安全带和头盔。

（2）工作安全：佩戴防护装备，遵守安全操作规程。

（3）暴力预防：加强社会治安，减少暴力事件发生。

（4）自然灾害防护：提高防灾减灾意识和能力。

四、急救方法

（一）初步评估和处理

（1）生命体征监测：检查患者呼吸、脉搏、血压等。

（3）固定骨折：使用夹板固定受伤部位。

（4）保持呼吸道通畅：必要时进行气道管理。

（二）快速转运

在确保基础生命支持的情况下，迅速转运至有条件的医疗机构。

（三）院内急救

（1）高级生命支持：根据病情给予适当的药物和治疗措施。

（2）手术干预：必要时进行紧急手术处理内脏损伤和出血。

五、急救护理措施

复合伤的治疗原则包括迅速撤离现场，保持患者呼吸道通畅，对患者进行心肺复苏、止血、补液、抗感染等治疗。

（一）基础护理

（1）监测生命体征：定时监测患者的血压、心率、呼吸和体温。

（2）疼痛管理：使用药物和非药物方法减轻患者疼痛；给予适量的止痛镇静剂以缓解患者的疼痛和焦虑情绪。但需注意避免使用具有颅脑创伤或呼吸抑制副作用的药物。

（3）预防感染：保持创伤部位清洁，使用无菌敷料。

（4）心理支持：提供心理疏导，减轻患者的焦虑和恐惧。

（二）专科护理重点

（1）外科护理：术后监测和护理，预防术后并发症。

（2）呼吸护理：监测和支持患者呼吸功能，使用氧疗和呼吸机；保持患者呼吸道通畅，必要时进行气管插管或气管切开术，以维持患者的呼吸功能。

（3）神经护理：监测患者意识状态，预防和处理脑水肿。

（4）康复护理：根据患者情况制订康复计划，促进功能恢复。

（5）心肺复苏：对于心跳、呼吸骤停的患者，立即进行心肺复苏，以挽救患者生命。

（6）复合伤处理：根据损伤的类型和程度，采取相应的治疗措施。如对于烧伤复合伤患者，需进行清创、包扎、补液等治疗；对于放射复合伤患者，需给予抗放射性药物和造血再生药物等治疗。

微测试（自主学习）

一、单选题

1. 对于复合伤患者，首要处理原则是什么？（　　）

A. 立即进行手术　　B. 优先处理危及生命的损伤

C. 先处理疼痛问题　　D. 等待进一步检查结果

2. 在灾难现场，复合伤患者的评估应首先关注哪一项？（　　）

A. 心理状态　　B. 生命体征　　C. 皮肤完整性　　D. 意识水平

3. 在转运复合伤患者过程中，最重要的注意事项是什么？（　　）

A. 保持患者舒适　　B. 避免二次伤害

C. 快速到达医院　　D. 提供充足水分

4. 在灾难现场，复合伤患者出现呼吸困难时，应首先采取什么措施？(　　)

A. 立即给予氧气　　B. 进行心肺复苏

C. 固定骨折部位　　D. 止血、包扎伤口

5. 在救治复合伤患者过程中，应如何处理开放性骨折？(　　)

A. 立即复位　　B. 清洁伤口并包扎

C. 给予止痛药　　D. 立即手术

二、判断题

1. 复合伤是指在同一事故中，患者同时遭受两种或以上不同类型损伤的情况。(　　)

2. 在处理复合伤患者时，应优先处理最严重的损伤，以提高生存率。(　　)

3. 复合伤患者通常需要多学科团队协作进行救治。(　　)

4. 在转运复合伤患者过程中，应尽量减少移动，以防加重损伤。(　　)

5. 在救治复合伤患者过程中，应首先处理表皮擦伤，再处理内脏损伤。(　　)

第三章　器官功能障碍及护理（灾难内科）

第一节　急性呼吸功能障碍

一、PBL 案例（小组学习）

（一）学习目标

理解急性呼吸功能障碍的病因、临床表现及急救和护理措施。

（二）PBL 案例

情境：一名中年男性患者因重症肺炎入住 ICU。患者出现严重呼吸困难，血氧饱和度急剧下降，需进行机械通气治疗。

主要讨论点：评估患者的病情，识别导致急性呼吸功能障碍的原因并制订急救计划，包括气道管理、氧疗和机械通气。

二、概况

急性呼吸功能障碍（Acute Respiratory Dysfunction）指的是由于各种原因导致的呼吸功能突然严重受损，无法正常进行气体交换，从而引发的临床综合征。常见病因包括急性肺损伤、急性呼吸窘迫综合征（ARDS）、严重感染、吸入毒物、创伤等。其症状包括：①呼吸急促和困难：患者呼吸频率增加，感到呼吸困难；②低氧血症：血氧饱和度降低，出现口唇、甲床发绀；③胸痛：在深呼吸或咳嗽时胸痛；④咳嗽：咳嗽时伴有痰液，痰液颜色和性状可能异常；⑤乏力和疲倦：由于缺氧和呼吸困难导致全身乏力；⑥精神状态改变：严重者可出现焦虑、烦躁甚至意识模糊。急性呼吸功能障碍在重症监护病房较为常见，尤其是在严重感染、创伤和术后患者中，发病率和病死率较高，可达6%～40%，老年人群以及合并其他严重疾病的患者死亡率更高。急性呼吸功能障碍是重症患者的主要死亡原因之一。

（一）分类

1. 根据病因分类

（1）感染性原因：如重症肺炎、败血症。

（2）非感染性原因：如吸入毒物、严重创伤。

2. 根据病理生理变化分类

（1）肺内病变：如急性肺损伤、肺水肿。

（2）肺外病变：如胸腔积液、气胸。

（二）临床表现

急性呼吸困难是急性呼吸功能障碍的重要症状，患者主观上感觉空气不足或呼吸费力，客观上表现为呼吸频率、深度和节律的改变。重症患者可能出现皮肤发绀、呼吸困难、呼吸不规则、节律不整等症状，甚至可能出现神志变化及胸部异常体征。消化道紊乱也是可能的表现之一，如呕吐、出血、肠麻痹及肝功能异常等。

（三）并发症

急性呼吸功能障碍可能引发多种并发症，包括但不限于：

（1）肺不张、肺损伤、肺水肿及肺部积液。

（2）严重的缺氧可能导致肝肾损伤、黄疸、呼吸性碱中毒、呼吸性酸中毒、代谢性酸中毒及代谢紊乱等症状。

（3）其他系统并发症，如心血管系统功能障碍、中枢神经系统损伤等。

（四）治疗原则

（1）氧疗：及时经鼻塞给氧、鼻导管给氧、口鼻面罩给氧、高流量吸氧、有创无创呼吸机给氧等，以纠正患者的缺氧状态。

（2）病因治疗：针对导致急性呼吸功能障碍的原因采取相应的治疗方法，如抗感染治疗、穿刺抽液抽气解除肺组织受压、缓解气道阻塞等。

（3）并发症的预防和处理：如维持水及电解质平衡、预防和处理肝肾功能损伤等。

三、预防方法

（1）保持健康的生活方式：戒烟限酒，保持良好的生活习惯，避免呼吸道感染。

（2）预防感染：接种疫苗，保持个人卫生，预防上呼吸道感染。

（3）避免环境污染：减少接触有害气体和粉尘。

（4）及早治疗：及时治疗慢性呼吸系统疾病，预防急性加重。

（5）均衡饮食，充足营养，适量运动，充足睡眠，提高免疫力。

（6）避免吸烟和接触二手烟，减少呼吸系统疾病的发生风险。

（7）合理安排工作和休息时间，避免过度劳累和精神压力。

四、急救方法

（一）初步评估和处理

（1）保持气道通畅：清除患者口腔和气道异物，必要时进行气道管理。对于意识不清的患者，应将其头部偏向一侧，防止呕吐物误吸导致窒息。如有必要，可进行吸痰操作或气管插管，以确保患者呼吸道畅通。

（2）氧疗：给予患者高流量氧气，维持血氧饱和度。

（3）机械通气：在条件允许时，使用机械通气支持患者呼吸。

（4）迅速评估与转运：立即评估患者的生命体征，包括血压、心率、呼吸频率和血氧饱和度等；在采取急救措施的同时，尽快将患者送往医院接受进一步治疗；在转运过程中，要密切观察患者的病情变化，保持患者呼吸道通畅，并给予必要的心理支持。

（二）药物治疗

（1）抗感染治疗：使用抗生素治疗感染性病因。

（2）抗炎治疗：使用激素等抗炎药物减轻炎症反应。

（3）支持治疗：使用利尿剂、扩血管药物等，减轻心肺负担。

（三）监测和护理

（1）监测生命体征：密切观察患者的呼吸、脉搏、血压等。

（2）血气分析：定期进行动脉血气分析，评估氧合状态。

五、急救护理措施

（一）基础护理

（1）病情观察：密切观察患者的呼吸频率、深度、节律以及血氧饱和度等指标；注意有无咳嗽、咳痰及其性质的变化；发现异常情况及时报告医生，并协助处理。

（2）保持呼吸道通畅：定时清理患者呼吸道分泌物，防止堵塞。

（3）体位护理：根据患者的具体病情，选择合适的体位。如对于心力衰竭患者，可采取半卧位或端坐位，以减少回心血量，减轻心脏负担；对于哮喘患者，可取坐位或前倾位，以利于呼吸肌的收缩和舒张。

（4）环境护理：保持病房安静、整洁、通风良好，避免刺激性气味和过敏原。保持适宜的温度和湿度，使患者感到舒适。对于需要卧床休息的患者，要定期协助其翻身、拍背，预防压疮和肺部感染。

（5）营养支持：提供高热量、高蛋白的营养支持，增强患者体力。

（6）心理护理：安抚患者情绪，减轻其焦虑和恐惧。

（7）饮食护理：根据患者的具体病情和营养需求，制订合理的饮食计划；注意观察患者的呼吸症状和心率变化，以及电解质平衡情况。

（二）专科护理重点

（1）呼吸护理：根据病情使用雾化吸入、机械通气等手段。

（2）感染控制：严格执行无菌操作，预防医院感染。

（3）药物管理：根据医嘱正确使用抗生素、激素等药物。

（三）健康教育

1. 针对高危人群

（1）对于哮喘、慢性阻塞性肺疾病等慢性呼吸道疾病患者，应加强健康教育，并制定预防措施。

（2）教育患者及家属识别并避免诱发因素，如过敏原、感染等。

2. 指导患者正确使用药物和吸入装置

（1）患者需掌握自我监测病情的方法，以便及时发现并处理异常情况。

（2）鼓励患者进行适当的体育锻炼和呼吸功能训练。

（3）患者需提高心肺功能，增强身体抵抗力。

微测试（自主学习）

一、单选题

1. 急性呼吸功能障碍最常见的原因是（　　）

A. 慢性阻塞性肺疾病　　B. 重症肺炎

C. 气胸　　D. 哮喘

2. 急性呼吸功能障碍患者最常见的并发症是（　　）

A. 心力衰竭　　B. 肾功能衰竭

C. 多器官功能衰竭　　D. 肝功能衰竭

3. 治疗急性呼吸功能障碍患者最重要的手段是（　　）

A. 抗生素治疗　B. 机械通气　C. 使用激素　D. 营养支持

4. 下列哪项不属于急性呼吸功能障碍的预防措施？（　　）

A. 接种疫苗　　B. 戒烟限酒

C. 避免环境污染　　D. 增加体育锻炼

5. 急性呼吸功能障碍患者出现低氧血症时，最合适的初步处理是（　　）

A. 给氧　　B. 使用利尿剂

C. 进行胸部 X 光检查　　D. 使用镇静剂

二、判断题

1. 急性呼吸功能障碍是指患者在短时间内出现严重的呼吸困难，通常需要紧急处理。(　　)

2. 急性呼吸功能障碍的常见原因包括肺部感染、气胸和哮喘发作。(　　)

3. 急性呼吸功能障碍患者通常需要立即进行机械通气。(　　)

4. 可以通过给予高流量氧气来缓解急性呼吸功能障碍患者的症状。(　　)

5. 急性呼吸功能障碍患者可能会表现出发绀的症状。(　　)

第二节　急性循环功能障碍

一、PBL 案例（小组学习）

（一）学习目标

理解急性循环功能障碍的病因、临床表现及急救和护理措施。

（二）PBL 案例

情境：某中年患者因突发胸痛、呼吸困难入院。经诊断为急性心肌梗死合并急性心力衰竭。

主要讨论点：如何为患者制订基础护理和专科护理计划。

二、概况

（一）定义

急性循环功能障碍（Acute Circulatory Dysfunction）指心血管系统无法有效维持组织灌注和氧供需平衡的临床综合征，由多种原因引起，导致氧输送不能满足机体代谢需要，从而引发细胞缺氧的病理生理状态。其核心病理生理改变是微循环的功能障碍，具体表现为血管内皮损伤、毛细血管渗漏、循环容量减少，最终导致组织灌注不足和细胞缺氧。常见于心肌梗死、心力衰竭、休克等急症。其症状包括：

①低血压：血压显著下降，出现头晕、乏力；②心率异常：心动过速或心动过缓；③胸痛：常见于心肌梗死；④呼吸困难：由肺水肿或心衰导致；⑤意识障碍：严重者出现意识模糊或昏迷；⑥肢端湿冷：皮肤苍白、湿冷。急性循环功能障碍常见于中老年人群，尤其是患有心血管疾病的患者。其发病率和病死率较高，是急诊和ICU 常见的危重症。

（二）分类

（1）心源性急性循环功能障碍：如心肌梗死、急性心力衰竭、严重心律失常。

（2）非心源性急性循环功能障碍：低血容量性休克：如失血性休克；分布性休克：如败血性休克；阻塞性休克：如心脏压塞等。

（三）临床表现

急性循环功能障碍的临床表现多样，主要包括以下几个方面：

1. 组织低灌注表现

（1）意识改变：如烦躁、淡漠、谵妄、昏迷，反映了脑组织的灌注不足。

（2）尿量减少：充分补液后，尿量仍然减少至0.5mL/（kg·h）以下，提示内脏灌注不足。

（3）外周循环灌注不足：全身皮温低，四肢末梢尤为明显，皮肤发绀、花斑、苍白，毛细血管充盈时间延长（ >2s）。

（4）化验指标异常：乳酸升高，以及随后的代谢性酸中毒、碱剩余下降、阴离子间隙升高等，这些指标反映了组织灌注不足。

2. 其他临床表现

（1）心音消失、脉搏摸不到、血压测不到，这些体征提示了循环系统的严重障碍。

（2）意识突然丧失或抽搐后意识丧失，可能是心脏骤停或严重循环障碍的表现。

（3）呼吸断续呈叹气样，然后呼吸逐渐停止，这是呼吸衰竭的征象。

（四）诊断

急性循环功能障碍的诊断主要基于病因、血压、血乳酸水平和组织低灌注的临床表现。值得注意的是，低血压并非急性循环功能障碍诊断的必要条件，因为即使血压正常或偏高，也可能存在微循环功能障碍和组织灌注不足。

三、预防方法

（1）保持健康生活方式：控制体重、健康饮食、戒烟限酒。

（2）定期体检：早期发现和治疗心血管疾病。

（3）合理用药：遵医嘱使用降压药、降脂药等。

（4）心理健康：保持良好的心理状态，避免过度紧张。

四、急救方法

（一）初步处理

（1）保持气道通畅：清除患者口腔和鼻腔内的分泌物及异物，保持呼吸道畅通；对于意识不清的患者，应采取侧卧位或头后仰位，防止呕吐物误吸；必要时进行气管插管。

（2）给予氧疗：维持患者的血氧饱和度；给予患者高浓度氧气吸入，以缓解缺氧症状；对于呼吸衰竭患者，可使用机械通气辅助呼吸。

（3）心电监测：持续监测患者心电图，发现并处理心律失常；如患者心脏骤停，应立即进行心肺复苏，包括胸外按压和人工呼吸。

（4）建立静脉通道：迅速建立有效的静脉通道，以便进行输液、给药等操作；根据病情需要，可给予适当的液体复苏和血管活性药物治疗。

（5）监测生命体征：密切监测患者的生命体征，包括心率、血压、呼吸频率、血氧饱和度等；及时发现并处理心律失常、低血压等异常情况。

（二）药物治疗

（1）正性肌力药物：如多巴胺、去甲肾上腺素。

（2）抗心律失常药物：如胺碘酮。

（3）抗凝治疗：如肝素。

（三）机械辅助

（1）机械通气：改善氧供。

（2）机械循环支持：如主动脉内球囊反搏（IABP）。

（四）病因治疗

积极治疗导致急性循环功能障碍的原发病因，如失血、感染、心脏疾病等；根据病情需要，可进行输血、抗感染、纠正酸碱平衡失调等治疗。

五、急救护理措施

（一）基础护理

（1）体位护理：患者根据病情采取合适体位，如半卧位。

（2）生命体征监测：密切监测患者血压、心率、呼吸等。

（3）营养支持：给予患者高热量、高蛋白饮食。

（4）心理支持：安抚患者情绪，减轻其焦虑。

（二）专科护理重点

（1）心电监测：持续监测患者心电图变化。

（2）静脉通路管理：保证输液通道通畅。

（3）药物管理：患者按医嘱正确使用药物，预防药物不良反应。

（4）并发症预防：如预防肺部感染、深静脉血栓等。

微测试（自主学习）

一、单选题

1. 急性循环功能障碍最常见的原因是（　　）

A. 心肌梗死　　B. 肺炎　　C. 脑出血　　D. 肝衰竭

2. 急性循环功能障碍患者最常见的并发症是（　　）

A. 肺水肿　　B. 肾衰竭

C. 多器官功能衰竭　　D. 胃肠出血

3. 首选治疗急性循环功能障碍患者的手段是（　　）

A. 抗生素治疗　　B. 机械通气

C. 正性肌力药物治疗　　D. 营养支持

4. 在急性循环功能障碍的治疗过程中，下列哪项监测指标最为重要？（　　）

A. 体温　　B. 心率

C. 中心静脉压　　D. 血氧饱和度

5. 急性循环功能障碍患者出现低血压时，最合适的初步处理是（　　）

A. 给予氧疗　　B. 使用镇静剂

C. 进行心电监测　　D. 静脉输液

二、判断题

1. 急性循环功能障碍通常表现为心率加快、血压升高。（　　）

2. 急性循环功能障碍患者可能出现意识模糊或昏迷。（　　）

3. 急性循环功能障碍患者的皮肤通常苍白或发绀。（　　）

4. 急性循环功能障碍患者在急救时应保持平卧位。（　　）

5. 急性循环功能障碍患者常伴有呼吸急促。（　　）

第三节　急性肾损伤

一、PBL 案例（小组学习）

（一）学习目标

理解急性肾损伤的病因、临床表现及急救和护理措施。

（二）PBL 案例

情境：一名中年患者因严重脱水、乏力、尿量减少入院。经诊断为急性肾损伤。

主要讨论点：评估患者的病情，识别急性肾损伤的原因及确定急救步骤，包括液体管理、电解质纠正和药物治疗。

二、概况

（一）定义

急性肾损伤（Acute Kidney Injury，AKI），既往也称急性肾衰竭，是指肾脏在短时间内（数小时至数天）突然出现功能减退，表现为血清肌酐水平升高、尿量减少及电解质紊乱。急性肾损伤的症状有：①少尿或无尿：每日尿量少于400mL；②水肿：特别是下肢和眼睑部位；③高血压：体液潴留和水钠滞留；④疲劳、乏力：代谢废物蓄积；⑤恶心、呕吐：毒素积累影响消化系统；⑥意识障碍：严重者可能出现意识混乱甚至昏迷。急性肾损伤在住院患者中较为常见，特别是在重症监护病房。其发病率为5%～10%，在重症患者中发病率可高达30%～50%。

急性肾损伤的病因可以分为肾前性、肾性和肾后性三大类。

（1）肾前性：主要由肾脏血流灌注不足所致，如大量失血、失液、心衰等导致肾脏缺血。

（2）肾性：由肾脏病变引起，如急进性肾小球肾炎、药物性肾损伤等。

（3）肾后性：由尿路梗阻所致，如结石、肿瘤等导致尿液排出受阻。

（二）分类

（1）肾前性急性肾损伤：肾脏灌注不足，如低血容量性休克。

（2）肾性急性肾损伤：肾脏损伤，如药物毒性或感染。

（3）肾后性急性肾损伤：尿路梗阻导致，如肿瘤或结石。

（三）临床表现

急性肾损伤的临床表现多样，主要包括：

（1）尿量减少：是急性肾损伤最常见的症状，少尿期每日尿量少于400mL，无尿期每日尿量少于100mL。

（2）水肿：由于水钠潴留，患者可出现全身水肿，特别是眼睑、下肢等部位。

（3）电解质紊乱：如高钾血症、低钠血症等，严重时可危及生命。

（4）酸碱平衡紊乱：如代谢性酸中毒等。

（5）消化系统症状：如恶心、呕吐、食欲不振等。

（6）神经系统症状：如头痛、嗜睡、昏迷等，与尿毒症毒素蓄积有关。

（四）诊断

急性肾损伤的诊断主要依据临床表现、实验室检查（如血清肌酐、血尿素氮、电解质、尿常规等）和影像学检查（如 B 超、CT 等）。需要注意的是，血清肌酐和血尿素氮的升高是诊断急性肾损伤的重要指标，但其变化具有一定的滞后性，因此早期诊断应结合其他临床信息。

三、预防方法

（1）充足饮水：保持每日饮水量。

（2）健康饮食：低盐低脂饮食，避免高蛋白摄入。

（3）避免滥用药物：尤其是肾毒性药物。

（4）定期体检：早期发现并处理肾脏疾病。

四、急救方法

急性肾损伤的急救原则主要包括积极纠正可逆病因、维持内环境稳定、营养支持、防治并发症以及肾脏替代治疗等。

（1）保持血流动力学稳定：确保血压和心排血量正常。

（2）纠正电解质紊乱：如治疗高钾血症。

（3）药物治疗：如使用利尿剂促进排尿。

（4）血液净化治疗：严重者需要进行血液透析。

五、急救护理措施

（一）基础护理

（1）监测患者生命体征，包括血压、心率和尿量。

（2）体液管理：根据患者的血压、尿量、水肿程度及电解质情况，合理调整液体摄入量和种类。对于肾前性急性肾损伤，应积极补液以纠正肾脏灌注不足；对于肾后性急性肾损伤，应尽快解除尿路梗阻；对于肾性急性肾损伤，应根据具体病因进行相应治疗。

（3）营养支持：给予患者高热量、优质低蛋白、低磷饮食，以维持机体营养需求。对于不能进食的患者，可通过静脉途径给予营养支持。

（4）心理支持：给予患者及家属心理支持，缓解其紧张和恐惧情绪。解释病情和治疗方案，增强患者的信心和提高其配合度。同时，关注患者的情绪变化，及时发现并处理焦虑、抑郁等心理问题。

（二）专科护理重点

（1）监测肾功能指标：定期检测患者的血清肌酐、血尿素氮等。

（2）药物管理：患者严格按医嘱使用药物，避免肾毒性药物。

（3）电解质平衡：密切监测患者的电解质水平，特别是血钾、血钠等关键指标。对于高钾血症患者，应及时给予降钾治疗；对于低钠血症患者，应适当补充钠盐。

（4）并发症预防：如预防感染和血栓形成。

（5）纠正酸碱平衡紊乱：对于代谢性酸中毒患者，可给予碳酸氢钠等碱性药物进行纠正。

（6）防治并发症：积极防治感染、出血、心律失常等并发症，以提高患者生存率。

（7）肾脏替代治疗：对于病情严重、肾功能持续恶化患者，应及时进行肾脏替代治疗，如血液透析、腹膜透析等，以清除体内毒素和多余水分，维持内环境稳定。

微测试（自主学习）

一、单选题

1. 急性肾损伤最常见的早期症状是（　　）

A. 高血压　　B. 少尿或无尿　　C. 水肿　　D. 恶心、呕吐

2. 急性肾损伤最常见的病因是（　　）

A. 高血压　　B. 肺炎　　C. 药物毒性　　D. 糖尿病

3. 急性肾损伤患者最需要监测的指标是（　　）

A. 血糖　　B. 血脂　　C. 血清肌酐　　D. 血红蛋白

4. 急性肾损伤患者出现高钾血症时，最适合的治疗方法是（　　）

A. 补钠　　B. 使用利尿剂

C. 进行血液透析　　D. 补液

5. 下列哪项不属于急性肾损伤的预防措施？（　　）

A. 保持充足饮水　　B. 低盐低脂饮食

C. 经常服用抗生素　　D. 定期体检

二、判断题

1. 急性肾损伤患者常出现尿量减少或无尿症状。（　　）

2. 肾性急性肾损伤是由肾脏直接损伤引起的。（　　）

3. 急性肾损伤的治疗不需要进行血液透析。（　　）

4. 急性肾损伤的诊断主要依赖于血液生化指标。（　　）

5. 避免滥用药物是预防急性肾损伤的重要措施之一。（　　）

第四节　急性脑功能障碍

一、PBL案例（小组学习）

（一）学习目标

掌握急性脑功能障碍的基本知识，包括病因、症状、急救措施及护理要点，并能在实际情况中有效应对。

（二）PBL案例

情境：某患者因高热、意识模糊和行为异常入院。

主要讨论点：如何制订护理计划，应涵盖基础护理和专科护理措施。

二、概况

（一）定义

急性脑功能障碍（Acute Brain Dysfunction）是短时间内发生的脑功能急剧下降，

表现为意识障碍、认知功能下降、行为异常等。这类障碍可能由多种原因引起，包括感染、缺氧、代谢紊乱、药物中毒等。急性脑功能障碍症状包括：①意识障碍：如意识模糊、嗜睡、昏迷等；②认知功能下降：如定向障碍、记忆力减退、注意力不集中等；③行为异常：如异常激动，出现幻觉、妄想等；④运动障碍：如抽搐、步态不稳等；⑤语言障碍：如言语不清、表达困难等。急性脑功能障碍的发生率受多种因素影响，其在急诊科和重症监护病房中较为常见。

（二）分类

（1）意识障碍：包括意识模糊、嗜睡、昏迷等。

（2）急性谵妄：表现为急性注意力缺陷、认知障碍、思维混乱。

（3）急性脑病：由感染、药物中毒或代谢紊乱引起的脑功能障碍。

（三）诊断标准

急性脑功能障碍的诊断标准通常包括睁眼反应、运动反应以及言语应答三个方面。

（1）睁眼反应：分为四个等级，包括自动睁眼、闻声睁眼、强痛刺激睁眼、强痛刺激无反应。

（2）运动反应：分为六个等级，包括定位遵嘱运动、疼痛、躲避疼痛、强痛刺激肢体屈曲、强痛刺激肢体伸直、强痛刺激无反应。

（3）言语应答：分为五个等级，包括切题、不切题、答非所问、难辨之声、无反应。

根据以上标准，急性脑功能障碍可以被分为轻微意识水平下降、中度、重型、深度以及脑死亡等不同程度。

（四）病因

急性脑功能障碍的病因多种多样，包括但不限于：脑血管意外（如脑梗死、脑出血）、颅脑外伤、颅内感染、中毒、其他全身性疾病导致的脑功能损害。

（五）临床表现

（1）意识障碍：如嗜睡、昏迷等。

（2）头痛：可能是轻度或剧烈，甚至无法忍受。

（3）恶心、呕吐：当损伤发生在影响身体平衡和协调的后脑部位时会出现该症状。

（4）眩晕或平衡问题。

（5）双眼视物模糊。

（6）记忆障碍或精神错乱。

（7）昏睡或困倦。

（8）言语障碍。

三、预防方法

（1）早期识别和干预：对于高风险人群，及时识别脑功能变化。

（2）保持良好的生活习惯：如健康饮食、充足睡眠。

（3）定期体检：监测潜在的健康问题，预防脑部疾病。

（4）避免药物滥用：尤其是中枢神经系统药物。

四、急救方法

急性脑功能障碍的急救原则主要包括保持呼吸道通畅、控制脑水肿、降低颅内压、维持生命体征稳定以及尽快明确病因并进行治疗。

（1）检查患者生命体征：如呼吸、脉搏、血压。

（2）迅速评估患者意识水平：使用格拉斯哥昏迷评分系统。

（3）保持患者呼吸道通畅：必要时进行气道管理。

（4）急诊处理：如抗感染、纠正代谢紊乱等。

（5）支持性治疗：如维持血糖、血流动力学稳定等。

五、急救护理措施

（一）基础护理

（1）监测患者生命体征：包括呼吸、脉搏、血压、体温。

（2）提供安全环境：防止患者因意识障碍而受伤。

（3）支持性护理：保持患者充足的液体摄入，提供营养支持。

（4）心理支持：给予患者及家属心理支持，缓解其焦虑情绪。

（5）留置尿管者，定期冲洗膀胱及更换尿管。

（6）保持床褥平整、清洁，定期为患者翻身以防止压疮的发生。

（二）专科护理重点

（1）评估和监测：定期进行神经系统评估，包括意识状态、认知功能等。

（2）控制脑水肿，降低颅内压：使用脱水剂，如 20% 甘露醇液 125 ~ 250mL 静脉快速滴注，依病情每 4 ~ 12 小时输液 1 次；其他常用药物包括呋塞米（速尿）、依他尼酸（利尿酸）、地塞米松等。

（3）药物管理：患者应按照医嘱使用药物，特别是针对病因的治疗药物。

（4）治疗干预：如抗感染治疗、代谢紊乱调整等。

（5）康复护理：帮助患者恢复认知功能和行为能力。

（6）病因治疗：迅速明确病因，并针对病因采取相应的治疗措施。如颅脑外伤患者应尽快进行手术处理；出血性脑血管病患者应尽早进行手术以清除血肿或行脑室穿刺引流术等。

（7）对于高热患者，应采取降温措施，如使用冰袋、冰帽等。低温（体温 32℃ ~ 34℃）疗法是目前唯一在临床研究中被证实有效的脑保护措施，应作为脑功能衰竭的常规治疗措施。其可以通过减少兴奋性氨基酸释放、抑制一氧化氮合酶的激活、降低组织氧耗等多种机制来保护脑组织。然而，在使用低温疗法时需要注意防治心律失常、出血倾向、肺部感染等并发症，并避免温度低于 32℃。

微测试（自主学习）

一、单选题

1. 急性脑功能障碍的常见症状不包括（　　）

A. 意识障碍　　B. 认知功能下降　C. 恶心、呕吐　　D. 行为异常

2. 急性脑功能障碍患者最需要监测的指标是（　　）

A. 血糖　　B. 呼吸频率　　C. 意识状态　　D. 血压

3. 急性脑功能障碍患者的急救步骤不包括（　　）

A. 检查生命体征　　B. 迅速评估意识水平

C. 进行常规体检　　　　　　　　D. 保持呼吸道通畅

4. 急性脑功能障碍的常见临床分型不包括（　　）

A. 意识障碍　　B. 急性谵妄　　C. 急性脑病　　D. 脑血管意外

5. 以下哪项不属于急性脑功能障碍的预防措施？（　　）

A. 健康饮食　　B. 避免滥用药物 C. 频繁体检　　D. 定期运动

二、判断题

1. 急性脑功能障碍常表现为意识模糊、认知功能下降和行为异常。（　　）
2. 急性脑功能障碍患者在急救时不需要监测血糖水平。（　　）
3. 意识障碍是急性脑功能障碍的一种临床表现。（　　）
4. 认知功能下降是急性脑功能障碍的常见症状之一。（　　）
5. 急性脑功能障碍的常见病因包括感染、药物中毒和代谢紊乱。（　　）

第五节　脓毒症

一、PBL 案例（小组学习）

（一）学习目标

理解脓毒症的定义、症状、临床分型及其预防、急救和护理措施，并能够在实际场景中有效识别和处理脓毒症。

（二）PBL 案例

情境：一名中年男性患者因发热、寒战、意识模糊和低血压入院。患者有糖尿病病史，最近出现尿路感染的症状。

主要讨论点：评估患者的病史、体检结果和实验室检查数据并制订急救方案，包括液体复苏、抗生素使用及生命体征监测。

二、概况

（一）定义

脓毒症（Sepsis）是由感染引起的全身性炎症反应综合征（SIRS），伴随器官功能障碍，通常表现为体温异常、心率和呼吸频率升高、白细胞计数异常等。脓毒症不是遗传性疾病，其发生与个体的免疫状态、感染病原体的种类及毒力、治疗是否及时等因素有关。其特点是炎症反应扩散到整个身体，超出了局部感染的范围。脓毒症不仅是由细菌感染引起，还可以由病毒、真菌和寄生虫感染引起。若不及时治疗，脓毒症可以迅速进展为脓毒性休克和多器官功能障碍综合征，最终导致死亡。

脓毒症的症状包括：①全身症状：高烧或低体温（体温可高于 38℃ 或低于 36℃）、寒战；②心血管系统：心率加快（心率常超过 90 次/分）、血压下降（休克）；③呼吸系统：呼吸急促（呼吸频率超过 20 次/分，或伴有过度通气）、呼吸衰竭；④神经系统：意识混乱、嗜睡、可能出现意识淡漠、懒言少语、不思饮食，严重者可出现昏迷；⑤消化系统：恶心、呕吐、腹泻；⑥皮肤：苍白、潮红、斑点出血，湿冷，出现花斑则提示进入脓毒性休克状态。此外，脓毒症还可能引起多器官功能障碍，如心功能不全、心律失常、肺水肿、急性呼吸窘迫综合征（ARDS）、消化道出血、弥散性血管内凝血（DIC）、肝功能损害和急性肾衰竭等。

脓毒症是全球范围内的重要公共卫生问题。它是严重感染、严重创伤、烧伤、休克、外科手术后等常见的并发症，已成为临床危重病患者的重要死亡原因之一。脓毒症存在患病率高、病死率高、治疗费用高的“三高”特点。根据《新英格兰医学杂志》统计，每年约有 4890 万例脓毒症病例发生，其中 1100 万例死亡。脓毒症的发病率在老年人、免疫功能低下者和慢性病史患者中尤为突出。在我国，脓毒症是重症监护病房患者的重要死亡原因之一。

（二）分类

（1）脓毒症：感染引起全身炎症反应，伴有器官功能障碍。

（2）严重脓毒症：脓毒症伴随持续性低血压或其他器官功能障碍。

（3）脓毒性休克：严重脓毒症伴随显著的低血压，尽管给予足够的液体复苏，血压仍未恢复正常。

（三）诊断

脓毒症的诊断需结合患者的临床表现、实验室检查及影像学检查等多方面因素。实验室检查中常表现为：

（1）血常规：白细胞计数增高或降低，中性粒细胞比例增高。

（2）C－反应蛋白（CRP）、降钙素原（PCT）等炎症指标升高。

（3）血糖升高：无糖尿病病史的患者血糖可能超过10mmol/L。

（4）血气分析：可出现低氧血症、酸中毒等。

（5）影像学检查：CT、B超等有助于明确病因，查找感染病灶。MRI检查可追踪检查，检测治疗效果；PET扫描对判断腹腔感染具有重要作用。

确诊脓毒症需存在明确或者可疑的感染，并具备以下临床特点中的至少两项：体温异常、心率加快、呼吸急促、白细胞计数异常、C－反应蛋白或降钙素原升高等。同时，需考虑患者的脏器功能下降情况，如血压下降、液体正平衡大于20mL/kg连续超过24小时等。

三、预防方法

（1）接种疫苗：如接种流感疫苗和肺炎疫苗，以减少感染的风险。

（2）良好的卫生习惯：勤洗手，避免交叉感染。

（3）早期识别和处理感染：早期识别和治疗感染源。

（4）适当使用抗生素：根据感染类型合理使用抗生素，避免滥用。

四、急救方法

（1）快速识别：根据临床表现和实验室检查结果识别脓毒症。

（2）液体复苏：迅速补充静脉液体以纠正低血压。

（3）抗生素治疗：早期给予广谱抗生素，并尽早调整为靶向抗生素。

（4）监测：密切监测患者的生命体征和器官功能。

（5）支持治疗：包括维持血糖、纠正电解质紊乱等。

五、急救护理措施

（一）基础护理

（1）生命体征监测：定期监测患者体温、心率、血压和呼吸频率。

（2）液体管理：确保充足的液体摄入和排出量的平衡；一旦临床诊断脓毒症或脓毒性休克，应尽快进行液体复苏；复苏液可选用胶体或晶体，对可疑的低血容量

患者可给予补液试验；监测患者的生命体征和心肺功能，实时评估扩容效果

（3）感染控制：维持良好的环境卫生，预防医院获得性感染；在诊断并留取血标本后，应尽早开始静脉使用抗生素。根据病原学检查结果及时调整抗菌药物，以覆盖可能的病原菌。对于严重脓毒症或脓毒性休克患者，可能需要两种抗生素联用以达到更好的治疗效果。

（4）营养支持：提供足够的营养支持以帮助恢复；应用抑酸剂和胃肠黏膜保护剂预防应激性溃疡；使用微生物制剂维持肠道正常菌群比例等。

（二）专科护理重点

（1）重症监护：进行持续的生命体征监测和支持。

（2）药物管理：正确使用抗生素和其他药物，并根据情况调整。

（3）器官支持：根据患者的具体情况给予呼吸支持、肝肾功能支持、保护胃肠道功能等；如出现急性呼吸窘迫综合征需使用呼吸机辅助呼吸；肾功能不全时可采用血液净化治疗；消化道出血时需及时止血并输血等。

（4）康复护理：帮助患者在脓毒症后期恢复身体功能。

微测试（自主学习）

一、单选题

1. 脓毒症的主要特征不包括（　　）

A. 感染引起的全身炎症反应　　B. 器官功能障碍

C. 高血糖　　D. 低血压

2. 脓毒症的急救步骤中不包括（　　）

A. 液体复苏　　B. 抗生素治疗

C. 开展心理咨询　　D. 监测生命体征

3. 脓毒症常见的症状有（　　）

A. 高体温或低体温　　B. 运动困难

C. 长期头痛　　D. 皮肤发痒

4. 哪一项不属于脓毒症的临床分型？（　　）

A. 脓毒症　　B. 严重脓毒症

C. 脓毒性休克　　D. 急性肾衰竭

5. 预防脓毒症的方法有（　　）

A. 适当使用抗生素　　B. 不进行任何疫苗接种

C. 忽视感染症状　　D. 避免手部卫生

二、判断题

1. 脓毒症的急救措施包括快速识别、液体复苏和抗生素治疗。（　　）

2. 脓毒症患者通常不会表现出意识障碍。（　　）

3. 液体复苏是脓毒症急救的重要步骤。（　　）

4. 脓毒症的临床表现可能包括高血糖和低血压。（　　）

5. 脓毒症不需要进行抗生素治疗。（　　）

第六节　多器官功能障碍综合征

一、PBL 案例（小组学习）

（一）学习目标

理解多器官功能障碍综合征的概念、病因、临床表现、诊断标准和治疗方法，掌握多器官功能障碍综合征的预防、急救和护理措施，具备处理复杂病例的能力。

（二）PBL 案例

情境：某患者因车祸导致多发伤，包括脑挫裂伤、脾破裂、肝挫裂伤和十二指肠穿孔。入院时存在休克和呼吸衰竭，转入 ICU 后逐渐出现肾功能不全、肝功能异常和凝血功能障碍等症状。

主要讨论点：

（1）患者为何会出现多器官功能障碍综合征？

（2）如何评估患者的器官功能障碍程度？

（3）如何制订患者的治疗方案？

（4）在救治过程中需要注意哪些护理要点？

（5）如何预防类似患者发生多器官功能障碍综合征？

二、概况

（一）定义

多器官功能障碍综合征（Multiple Organ Dysfunction Syndrome）是指机体在遭受严重创伤、休克、感染及外科大手术等急性疾病过程中，有两个或两个以上的器官或系统同时或序贯发生功能障碍，以致不能维持内环境稳定的临床综合征。多器官功能障碍综合征的常见症状包括：①两个或两个以上的器官或系统同时或序贯发生功能障碍；②感染性症状，如白细胞计数显著增高或降低；③血小板计数低；④进行性低氧血症；⑤凝血功能障碍；⑥肾脏、肝脏功能受损，表现为代谢产物潴留、电解质平衡紊乱、血尿素氮和血清肌酐升高、胆红素和转氨酶升高等。多器官功能障碍综合征的流行情况因地区、医疗水平和应急处理措施的不同而有所差异。在高强度创伤、大手术情况下及严重感染高发地区，多器官功能障碍综合征的发病率相对较高。多器官功能障碍综合征的临床分型主要基于受损器官的数量和种类，可分为早期、中期和晚期，也可根据受损的主要器官进行分类，如肺型、肾型、肝型等。

（二）病因

多器官功能障碍综合征的病因复杂多样，主要包括：

（1）严重感染，如脓毒症。

（2）严重创伤、烧伤或大手术导致的失血、缺水及组织损伤。

（3）休克，包括各种原因导致的低血压和微循环障碍。

（4）输血、输液及药物使用不当，如大量输液引起的急性左侧心力衰竭、间质性肺水肿，大量输血后微小凝集块导致的肺功能障碍等。

（5）合并脏器坏死或感染的急腹症。

（6）某些慢性疾病，如心脏、肝、肾的慢性疾病等。

（三）类型

多器官功能障碍综合征在临床上分为速发型和迟发型：

（1）速发型：指在原发急症发病后 24 小时内，有两个或更多的器官系统同时发生功能障碍。

（2）迟发型：指某个重要的器官先发生功能障碍，并经过一段近似稳定的维持时间后，再发生更多的器官或系统功能障碍。

（四）临床表现

多器官功能障碍综合征的临床表现复杂多样，主要包括：

（1）心律失常、皮肤发绀、皮下出血、瘀斑等。

（2）呼吸加快、气喘、口唇青紫等肺功能障碍表现。

（3）呕血、黑便、腹胀等胃肠出血表现。

（4）黄疸、肝硬化等肝脏损害表现。

（5）头疼、呕吐、面色苍白、血压下降等脑损伤表现。

（6）凝血功能损伤时，会出现皮下出血、瘀点、瘀斑等症状。

（五）诊断

多器官功能障碍综合征的诊断尚无统一标准，但通常需要根据患者的病史、临床表现、实验室检查及影像学检查等综合判断。具体的诊断依据包括：

（1）呼吸功能不全：如呼吸频率增快、血氧分压下降等。

（2）肾功能不全：如少尿、无尿、血清肌酐升高等。

（3）心功能不全：如心率增快、心排血量降低等。

（4）肝功能不全：如血清胆红素、转氨酶升高等。

（5）凝血功能障碍：如血小板计数减少、凝血酶原时间延长等。

三、预防方法

（一）个体预防

（1）加强基础疾病管理：对于存在慢性疾病或高风险因素的患者，如糖尿病、高血压、心脏病等，应积极治疗和控制，减少多器官功能障碍综合征的发生风险。

（2）避免诱因：减少或避免可能导致多器官功能障碍综合征的诱因，如严重创伤、感染、休克、大手术等。

（3）早期识别与干预：对于有可能发展为多器官功能障碍综合征的高危患者，

应早期识别并积极干预，如加强监测、及时纠正低血容量和组织低灌流等。

（4）合理使用药物：避免滥用抗生素、非甾体抗炎药等药物，以减少药物对器官功能的损害。

（5）改善生活习惯：保持良好的生活习惯，如合理饮食、适量运动、戒烟限酒等，以提高身体抵抗力。

（二）院内预防

（1）早期识别并控制感染源。

（2）加强手术和创伤后的监护与护理。

（3）合理使用抗生素，避免滥用。

（4）维持内环境稳定，避免休克和电解质紊乱。

四、急救方法

（1）液体复苏：对于存在休克患者，应迅速进行液体复苏，以恢复和维持有效的循环血容量。

（2）应用血管活性药物维持血压。

（3）机械通气：对于呼吸衰竭的患者，应及时给予机械通气支持，以改善肺通气和换气功能。

（4）血液净化：对于存在严重肾功能障碍或内环境紊乱的患者，可考虑进行血液净化治疗，如血液透析、血液灌流等。

（5）利用肝脏替代疗法或药物治疗肝功能衰竭。

（6）营养支持：根据患者的具体情况，给予适当的营养支持治疗，如肠外营养、肠内营养等，以维持机体的营养需求。尽可能采取肠内营养支持，以减少胆汁淤积和保护胃肠黏膜屏障功能。

（7）抗生素应用：对怀疑脓毒症者，需立即进行血培养或其他标本培养，并合理使用抗生素。

（8）器官支持治疗：如循环支持、呼吸支持、肾支持、肝脏支持等，以维持各器官的基本功能。

（9）抗炎治疗：预防性应用抗生素或针对性应用高效、广谱抗生素控制严重的全身感染。

（10）多学科协作：多器官功能障碍综合征的救治需要多学科协作，包括重症医学科、外科、内科、感染科等，共同制订综合治疗方案。

五、急救护理措施

（一）基础护理

（1）生命体征监测：保持患者生命体征稳定，密切监测患者的生命体征，包括体温、脉搏、呼吸、血压等，以及时发现异常情况。

（2）预防感染：加强患者的口腔护理、皮肤护理和会阴部护理等，预防感染的发生。

（3）预防压疮：对于长期卧床的患者，应使用气垫床、定时翻身等措施预防压疮的发生。

（4）保证休息与睡眠：为患者创造一个安静、舒适的休息环境，必要时给予适当的镇静、镇痛药物，以保证患者的休息和睡眠。

（二）专科护理重点

（1）呼吸系统护理：对于呼吸衰竭患者，应加强呼吸道管理，保持呼吸道通畅，定期吸痰、翻身拍背等。

（2）循环系统护理：对于心功能不全患者，应密切监测心率、心律和血压等指标，及时调整血管活性药物的使用剂量。

（3）肾脏系统护理：对于肾功能不全患者，应密切监测尿量、尿色和肾功能指标等，及时调整透析方案或药物治疗方案。

（4）肝脏系统护理：对于肝功能不全患者，应密切监测肝功能指标和凝血功能等，及时调整保肝药物的使用剂量和方案。

微测试（自主学习）

一、单选题

1. 多器官功能障碍综合征的定义是（　　）

A. 严重疾病过程中出现两个或两个以上的器官或系统同时或序贯地发生功能障碍

B. 严重疾病过程中一个系统的两个器官同时或序贯地发生功能障碍

C. 严重疾病过程中两个以上的系统同时发生功能障碍

D. 严重疾病过程中两个以上的器官序贯发生功能障碍

2. 多器官功能障碍综合征的常见病因不包括（　　）

A. 严重创伤　　B. 休克　　C. 感染　　D. 慢性疾病

3. 以下哪个不是多器官功能障碍综合征的治疗原则？（　　）

A. 积极治疗原发病

B. 控制感染

C. 早期使用广谱抗生素，无论是否有感染证据

D. 纠正酸碱及电解质紊乱

4. 多器官功能障碍综合征患者的预后通常如何？（　　）

A. 预后良好，多数可完全恢复　　B. 预后较差，死亡率较高

C. 预后与年龄无关　　D. 只要治疗及时，均可治愈

5. 以下哪个是多器官功能障碍综合征的并发症之一？（　　）

A. 肺部感染　　B. 单纯性肥胖　　C. 轻度贫血　　D. 单纯性高血压

二、判断题

1. 多器官功能障碍综合征患者通常会出现进行性低氧血症。（　　）

2. 血小板计数正常时，可排除多器官功能障碍综合征。（　　）

3. 感染性疾病细菌培养阳性是诊断多器官功能障碍综合征的必要条件。（　　）

4. 液体复苏是多器官功能障碍综合征急救中的重要措施之一。（　　）

5. 肾功能障碍时，血尿素氮和血清肌酐通常会升高。（　　）

第4部分

常见灾难救援设备及急救药物

第一章　常见灾难急救医疗设备

第一节　多功能除颤监护仪

一、PBL 案例（小组学习）

（一）学习目标

（1）理解多功能除颤监护仪的基本功能和操作方法。

（2）掌握心电监护、除颤和复律操作。

（二）PBL 案例

情境：一名患者因心脏骤停被送到急诊室。多功能除颤监护仪显示患者有室颤，心率无法检测到。

主要讨论点：如何设置多功能除颤监护仪以进行除颤。

二、概况

（一）定义

多功能除颤监护仪是一种综合了心电监护、除颤、电击复律以及其他急救功能的医疗设备。它广泛应用于急救和重症监护中，用于实时监测患者的心电图、血压、血氧饱和度等生理参数，并在心脏骤停或严重心律失常时提供除颤和复律治疗。

（二）主要功能

多功能除颤监护仪主要包括六大功能。第一，心电监护（ECG Monitoring）：实时监测心脏电活动，识别心律失常（如室颤、心室扑动、心动过速等）。提供十二导联或多通道心电图图形，帮助医生诊断心脏问题。第二，除颤（Defibrillation）：对于严重的心律失常（如室颤）提供电击治疗，以恢复正常心律。自动和手动除颤功能，适应不同急救情况。第三，复律（Cardioversion）：对于房颤、房扑等心律失常，通过低能量电击恢复正常心律。提供同步复律功能，以确保在心脏的 R 波峰值时施加电击，避免触发心脏跳动。第四，监测参数：监测心率、血压、血氧饱和度、呼吸频率等生命体征。提供实时趋势图和报警功能，以便及时发现异常。第五，心肺复苏辅助：具备心肺复苏指导功能，提供心肺复苏步骤的指导和反馈；集成心肺复苏设备，如自动胸外按压装置。第六，数据记录和存储：自动记录心电图和其他监测数据，以备后续分析和记录；数据存储功能，支持数据上传和远程监控。

三、基本操作

（一）准备和设置

（1）确保设备处于良好工作状态，并进行必要的校准和检查。

（2）安装电极贴片或除颤电极，确保良好接触。

（二）心电监护

（1）连接电极，启动 ECG 监护模式，查看心电图波形。

（2）设置适当的报警阈值，并根据需要调整心率和节律模式。

（三）除颤

（1）在心脏骤停或严重心律失常时，选择适当的能量设置。

（2）按照设备提示进行电击，确保所有人员远离患者。

（四）复律

（1）对于需要同步复律的心律失常，设置复律能量。

（2）确保同步复律功能开启，并在 R 波峰值时施加电击。

（五）数据记录和存储

（1）保存和记录监测数据，确保数据完整性。

（2）将数据上传至医院系统，供医生进一步分析。

四、注意事项

（一）设备维护

（1）定期检查和维护设备，确保其正常工作。

（2）更换电池和电极，保持设备清洁。

（二）操作培训

（1）对医护人员进行多功能除颤监护仪的操作培训，确保其熟练使用。

（2）进行模拟演练，提升医护人员的应急反应能力。

（三）安全规范使用

（1）在使用除颤功能时，确保患者和操作人员的安全。

（2）遵循操作规范，避免误操作和设备故障。

（四）数据管理

（1）妥善管理和存储监测数据，确保数据的安全性和完整性。

（2）利用记录数据进行临床决策和评估。

微测试（自主学习）

一、单选题

1. 多功能除颤监护仪用于监测哪种参数？（　　）

A. 血糖水平　　B. 心电图　　C. 体温　　D. 尿量

2. 在使用多功能除颤监护仪进行除颤时，应该如何设置能量？（　　）

A. 只设置高能量以避免低效　　B. 根据设备和患者情况设置

C. 随机设置能量　　D. 只用低能量设置

3. 多功能除颤监护仪中的复律功能主要用于处理哪些情况？（　　）

A. 心脏骤停　　B. 房颤或房扑　　C. 高血压　　D. 胃肠道出血

4. 除颤前（　　）

A. 应确保设备电量充足　　B. 应确保患者穿着舒适衣物

C. 应使用呼吸器　　D. 无须确认心电图

5. 在心电监护过程中，设备显示室颤时应（　　）

A. 继续监测，无须进行其他操作　　B. 立即进行心肺复苏

C. 进行除颤　　D. 更换电极

二、判断题

1. 多功能除颤监护仪只能用于心电监护，不能用于除颤。（　　）
2. 除颤时应确保所有人员远离患者，以避免电击伤害。（　　）
3. 在使用多功能除颤监护仪进行复律时，需要在心电图的 T 波上施加电击。（　　）
4. 多功能除颤监护仪可以记录患者的心电图和其他监测数据。（　　）
5. 多功能除颤监护仪出现故障时应立即停止使用并进行维修。（　　）

第二节　心电图机

一、PBL 案例（小组学习）

（一）学习目标

（1）理解心电图机的基本功能和操作方法。

（2）掌握心电图的记录、分析和数据处理技巧。

（二）PBL 案例

情境：一名患者因胸痛来医院就诊，医生使用心电图机进行检查。设备显示 ST 段抬高，提示可能的心肌梗死。

主要讨论点：如何解释心电图中 ST 段抬高的含义？

二、概况

（一）定义

心电图机（Electrocardiograph，ECG）是一种用于记录和分析心脏电活动的医疗

设备。通过在患者身体表面放置电极，心电图机能够捕捉心脏每次跳动时产生的电信号，并将这些信号转换成图形，显示在纸带或屏幕上，帮助医生诊断心脏疾病，评估心脏功能以及监测治疗效果。

（二）类型及主要功能

心电图机可分为以下几种类型：第一，模拟心电图机：通过纸带打印心电图波形，通常用于基础的心电图记录和诊断。第二，数字心电图机：通过数字化技术记录心电图，并存储和处理数据，提供更高的精度和便捷的数据分析功能。第三，便携式心电图机：适用于家庭监测或移动诊断，具有方便携带和即时数据传输的优点。第四，多通道心电图机：能同时记录多导联心电图，提供更全面的心脏电活动信息，适用于医院和诊所的详细检查。

心电图机的主要功能包括：①记录心电图：捕捉心脏的电信号，通过电极传导至设备，并将电信号转化为心电图波形，显示心脏的电活动。②诊断心脏疾病：检测心律失常（如房颤、室颤）、心肌梗死、心脏缺血等，通过波形分析帮助医生做出诊断。③监测心脏功能：评估心脏的健康状况和功能，监测心脏病患者的病情变化和治疗效果。④提供数据支持：存储和分析心电图数据，生成报告，支持远程监测和数据共享。

三、工作原理

（一）电极放置

（1）在患者身体特定部位（如胸部、四肢）放置电极。

（2）电极捕捉心脏的电活动信号。

（二）信号放大

设备将电极捕捉到的微弱电信号放大，以便于记录和分析。

（三）信号转换

（1）放大的电信号被转换为心电图波形。

（2）图形显示在纸带或屏幕上。

（四）数据分析

（1）心电图机通过软件对记录的波形进行分析。

（2）提供诊断信息和趋势报告。

四、基本操作

（一）准备工作

（1）确保设备电源充足，检查电极和导线是否完好。

（2）清洁患者皮肤，确保电极接触良好。

（二）电极放置

（1）按照标准心电图导联布置（如十二导联）放置电极。

（2）确保电极位置准确，避免干扰信号。

（三）记录心电图

（1）启动设备，选择记录模式（静息心电图、动态心电图等）。

（2）记录心电图并确保图形清晰、完整。

（四）数据处理

（1）保存和分析心电图数据。

（2）生成报告并供医生诊断使用。

（五）设备维护

（1）定期检查设备性能，清洁电极和导线。

（2）进行必要的校准和维护，确保设备正常工作。

五、注意事项

（一）设备检查

（1）定期检查和维护心电图机，确保其功能正常。

（2）及时更换损坏的电极和导线。

（二）患者准备

（1）确保患者在记录心电图时处于静息状态。

（2）解释做心电图的过程，减少患者焦虑。

（三）数据管理

（1）妥善保存心电图数据，确保其完整性和安全性。

（2）进行数据备份和归档，便于后续分析和使用。

（四）操作培训

（1）对医护人员进行心电图机操作和维护培训。

（2）提高医护人员使用设备的熟练度和应急处理能力。

微测试（自主学习）

一、单选题

1. 心电图机用于记录（　　）

A. 血压　　B. 呼吸　　C. 心脏电活动　　D. 体温

2. 哪种类型的心电图机通常用于家庭监测？（　　）

A. 数字心电图机　　B. 模拟心电图机

C. 便携式心电图机　　D. 多通道心电图机

3. 在进行心电图记录时，电极（　　）

A. 可随意放置　　B. 根据标准导联布置

C. 只需放置在胸部　　D. 不需要放置在特定位置

4. 心电图机显示 ST 段抬高可能提示（　　）

A. 心律失常　　B. 心肌梗死　　C. 高血压　　D. 心脏瓣膜病

5. 心电图机的主要功能包括（　　）

A. 监测体温　　B. 记录心脏电活动

C. 检测血糖　　　　　　　　　　D. 测量呼吸频率

二、判断题

1. 心电图机只能用于医院，不能用于家庭。(　　)

2. 数字心电图机提供比模拟心电图机更高的精度和数据分析功能。(　　)

3. 在进行心电图记录时，电极的放置位置不重要，只要确保电极接触良好即可。(　　)

4. 心电图机无法记录动态心电图，只能记录静息心电图。(　　)

5. 定期维护和校准心电图机对于保证其准确性与可靠性至关重要。(　　)

第三节　电动吸引器

一、PBL 案例（小组学习）

（一）学习目标

（1）理解电动吸引器的基本功能和操作方法。

（2）掌握电动吸引器的正确使用方法和维护技巧。

（二）PBL 案例

情境：一名患者胃肠手术后出现体腔内积液，需要使用电动吸引器进行清除。

主要讨论点：在操作过程中，如何确保电动吸引器的安全和患者的舒适。

二、概况

（一）定义

电动吸引器（Electric Suction Device）是一种用于从体内或体表抽取液体、气体或分泌物的医疗设备。它利用电动泵的原理，产生负压，将不需要的液体或气体从患者体内或体表吸引到容器中。电动吸引器广泛用于手术室、急诊科、重症监护室等场合，帮助清除患者气道分泌物、体腔液体等，保持患者呼吸道通畅和手术区域的清洁。

（二）类型及主要功能

电动吸引器可分为以下几种类型：第一，便携式电动吸引器：体积小、便于移动，适用于家庭护理或急救场合。通常具有内置电池，支持充电和长时间使用。第二，台式电动吸引器：体积较大，适用于医院和诊所等固定场所。通常具有更高的吸力和容量，适合高负荷使用。第三，手术吸引器：专为手术室设计，配备高效的吸引系统。通常具备多种吸引模式和调节功能，以应对手术中的不同需求。第四，高负压电动吸引器：提供更高的负压，适用于需要强力吸引的场合。常用于重症监护、急救等高要求环境。

电动吸引器的主要功能包括：①清除气道分泌物：患者呼吸道内积聚黏液、血液或其他分泌物时，使用电动吸引器进行清除，保持患者气道通畅。②抽取体腔液体：在手术或创伤情况下，抽取患者体腔积液（如血液、脓液）以减少感染和促进愈合。③处理创伤：对于患者创伤部位的液体和分泌物进行吸引，帮助观察和处理创伤。④吸引气体：在需要减轻患者体腔内气体压力的情况下，进行气体抽取。

三、工作原理

（一）负压产生

（1）电动吸引器通过电动泵系统产生负压。

（2）负压通过管道系统传导到吸引装置，使液体或气体被吸引到容器中。

（二）液体收集

（1）吸引到的液体通过管道进入收集容器，容器通常具有防溢流设计。

（2）一些设备配备过滤器以防止污染。

（三）负压调节

（1）设备设有负压调节功能，以根据需要设置适当的吸引强度。

（2）可通过控制面板进行调节和监控。

（四） 安全保护

配备安全装置，如溢流保护和负压限制，以防设备过载或损坏。

四、基本操作

（一） 准备工作

（1）检查电动吸引器的电源、电池和负压设置。

（2）准备吸引管道和收集容器，确保无漏气和损坏。

（二） 设置负压

（1）根据操作需要调整设备的负压设置。

（2）确保吸引强度适当，以避免对患者组织造成损伤。

（三） 连接管道

（1）将吸引管道连接到设备和患者体表或体腔。

（2）确保连接牢固，避免漏气或液体溢出。

（四） 进行吸引

（1）启动电动吸引器，开始吸引。

（2）监控吸引情况，适时调整负压和吸引位置。

（五） 清理和维护

（1）吸引结束后，关闭设备并拆卸管道和容器。

（2）清洁设备和更换过滤器，以保持设备的正常运行。

五、注意事项

（一） 设备检查

（1）定期检查电动吸引器的工作状态和维护情况。

（2）确保电池电量充足或电源正常。

（二）操作培训

（1）对医护人员进行设备操作的培训，确保其熟练使用。

（2）对医护人员进行操作规范和应急处理的培训。

（三）患者安全

（1）使用设备时，确保负压设置适当，避免对患者造成伤害。

（2）监测患者的反应，及时调整吸引操作。

（四）设备维护

（1）定期对设备进行清洁和维护，检查管道和容器是否有泄漏或损坏。

（2）更换损坏部件，并进行功能测试。

微测试（自主学习）

一、单选题

1. 电动吸引器的主要用途是（　　）

A. 提供营养支持　　B. 清除体内或体表的液体和气体

C. 监测心电图　　D. 测量体温

2. 在使用电动吸引器时，负压设置过高可能会导致（　　）

A. 吸引效果不明显　　B. 设备过热

C. 患者组织损伤　　D. 吸引管道堵塞

3. 以下哪种类型的电动吸引器适合家庭护理使用？（　　）

A. 台式电动吸引器　　B. 便携式电动吸引器

C. 高负压电动吸引器　　D. 手术吸引器

4. 电动吸引器的收集容器应具备什么功能？（　　）

A. 防止液体溢出　　B. 自动调整负压

C. 提供温度控制　　D. 显示血压

5. 使用电动吸引器时，操作人员（　　）

A. 可随意调整负压　　B. 应确保设备连接正确

C. 可忽略设备故障警报　　D. 不需要进行设备检查

二、判断题

1. 电动吸引器适用于所有类型的呼吸道阻塞情况。（　　）

2. 在使用电动吸引器时，应根据患者情况适当调整负压设置，以避免造成伤害。（　　）

3. 电动吸引器的负压设置无须监控，只要正常启动即可。（　　）

4. 电动吸引器的清洁和维护对于设备的长期使用与安全至关重要。（　　）

5. 电动吸引器的收集容器不需要防溢流设计。（　　）

第四节　微量输液泵

一、PBL 案例（小组学习）

（一）学习目标

（1）理解微量输液泵的基本功能和操作方法。

（2）掌握微量输液泵的设置、操作和维护技巧。

（二）PBL 案例

情境：一名糖尿病患者需要进行胰岛素连续输注以维持血糖水平。

主要讨论点：如何确保药物输注过程中的安全性和准确性？

二、概况

（一）定义

微量输液泵（Syringe Infusion Pump）是一种精确控制药物或液体输注速率的医疗设备。它可以将药物或液体以预设的速度与量连续输送到患者体内，广泛用于医院、诊所和家庭护理中，尤其是在需要精确药物剂量和输注速率的场合。

（二）类型及主要功能

微量输液泵的类型包括：①注射泵：主要用于输注药物或液体，通过注射器将药物精确输送到患者体内。适用于需要精确控制药物剂量的场合，如儿科或麻醉科。②输液泵：通过输液管道输注药物或液体，通常用于成人患者。适用于需要持续输注液体或药物的场合，如化疗、抗生素治疗等。③便携式输液泵：小型化设计，适合家庭使用或患者移动时使用。通常具有电池供电和无线传输功能，便于患者在家中继续治疗。④多通道输液泵：能同时输注多种药物或液体，适用于复杂治疗需求，常用于重症监护室或复杂的临床治疗中。

微量输液泵的主要功能包括：①控制药物或液体的输注速率和总量，确保治疗的准确性，避免药物过量或不足。②提供持续和稳定的药物或液体输注，适用于长期治疗。避免频繁手动操作，减少医护人员的工作量。③能够监控输注状态，并在出现问题时发出报警。确保输注过程中的安全性，使医护人员及时发现和处理异常情况。④记录输注过程中的数据，包括速率、时间和总量。提供详细的输注记录，便于后续检查和分析。

三、工作原理

（一）设置输注参数

（1）通过设备控制面板设置输注速率、总量等参数。

（2）选择合适的输注模式（如恒速输注、分阶段输注等）。

（二）液体输送

（1）通过泵腔或注射器输送液体，液体流经管道进入患者体内。

（2）精确控制流量和速率，以确保剂量的准确性。

（三）监控和调节

（1）实时监控输注过程中的压力、流量和其他参数。

（2）自动调节以保持设定的输注速率，并发出报警以应对异常情况。

（四）数据记录

（1）记录输注过程中的各项数据，并存储在设备中。

（2）提供实时和历史数据供医护人员参考。

四、基本操作

（一）准备工作

（1）检查设备的电源和连接情况，确保设备正常工作。

（2）准备好输液管道和药物，确保无损坏和泄漏。

（二）设置参数

（1）在设备面板上设置输注速率、总量等参数。

（2）根据需要选择输注模式和阶段。

（三）装载药物

（1）将药物或液体装入注射器或输液袋中，并连接输液泵。

（2）确保输液管路连接牢固，无气泡。

（四）启动输注

（1）启动设备，开始输注药物或液体。

（2）监控输注过程，确保速率和量的准确性。

（五）监控和调整

（1）实时监控设备状态，处理出现的问题。

（2）根据需要调整输注速率或其他参数。

（六）结束和清理

（1）输注结束后，关闭设备并拆卸药物和管道。

（2）清洁设备并进行必要的维护。

五、注意事项

（一）设备检查

（1）定期检查设备的电源、管道和药物输送系统，确保其正常运行。

（2）进行定期校准和维护，确保设备的准确性和可靠性。

（二）操作培训

（1）对医护人员进行设备的操作培训，确保其熟练使用。

（2）培训内容包括设定参数、监控输注和处理设备故障。

（三）患者监控

（1）在使用设备时，定期监测患者的反应和治疗效果。

（2）记录输注数据，并根据患者的状况调整输注速率。

（四）设备安全

（1）确保设备使用过程中的安全性，避免药物泄漏和管道堵塞。

（2）处理任何设备报警或异常情况，防止输注问题对患者造成影响。

微测试（自主学习）

一、单选题

1. 微量输液泵的主要功能是（　　）

A. 测量血压　　B. 精确控制药物或液体的输注速率

C. 记录心电图　　D. 监测体温

2. 在微量输液泵的操作中，如何确保药物输注的准确性？（　　）

A. 随意设定输注速率　　B. 定期监控设备状态和输注数据

C. 忽略设备报警　　D. 不记录输注数据

3. 以下哪种类型的微量输液泵适合家庭护理？（　　）

A. 台式输液泵　　B. 手术吸引器

C. 便携式输液泵　　D. 高负压电动吸引器

4. 微量输液泵的负压调节功能是用于（　　）

A. 控制药物的浓度　　B. 调节药物的输注速率

C. 监测患者体温　　D. 测量患者血糖

5. 当微量输液泵出现设备故障或报警时，（　　）

A. 可以忽略报警，继续使用　　B. 应该立即停止输注并检查设备

C. 可以随意调整设备设置　　D. 不需要进行设备检查

二、判断题

1. 微量输液泵只能用于成人患者的治疗。（　　）

2. 微量输液泵的主要优点是能够精确控制药物的输注速率和总量。（　　）

3. 在设置微量输液泵参数时，不需要考虑患者的体重和病情。（　　）

4. 定期对微量输液泵进行维护和校准是保证设备准确性的关键。（　　）

5. 微量输液泵可以设定多种输注模式，包括恒速输注和分阶段输注。（　　）

第五节　气动简易呼吸机

一、PBL 案例（小组学习）

（一）学习目标

（1）理解气动简易呼吸机的基本功能和操作方法。

（2）掌握气动简易呼吸机的设置、操作和维护技巧。

（二）PBL 案例

情境：一位急性呼吸衰竭的患者在急救车上需要立即进行人工呼吸。

主要讨论点：如何根据患者的情况设置气动简易呼吸机的氧气流量。

二、概况

（一）定义

气动简易呼吸机（Pneumatic Simple Ventilator），也称为手动呼吸机，是一种用

于提供呼吸支持的设备。它通过手动操作来向患者的呼吸道输送空气或氧气，用于急救患者和重症患者的呼吸复苏。气动简易呼吸机通常由医护人员在患者停止自主呼吸时使用，以帮助患者维持有效的通气。

（二） 类型及主要功能

气动简易呼吸机常见有以下几种类型：①气囊式呼吸机：利用气囊的弹性，通过按压和释放气囊来向患者呼吸道提供气体。常在急救、手术室和重症监护室中使用。②手动呼吸袋：即手动挤压呼吸袋，释放时将气体送入患者的肺部。在急救和临床环境中，尤其是在心肺复苏时使用。③单路或双路呼吸机：根据设计可提供单一路径或双路径的气体输送。根据需要选择，双路呼吸机通常用于需要同时提供气体和监测的环境。

气动简易呼吸机主要功能包括：①在患者自主呼吸停止或不充分时提供人工呼吸支持。确保患者的气体交换正常，防止低氧血症和高碳酸血症。②在心肺复苏时使用，帮助患者恢复正常呼吸。提供紧急情况下的呼吸支持，直到更高级别的医疗干预到位。③在麻醉、手术和重症监护中支持患者的呼吸管理。提供辅助呼吸支持，确保患者在治疗期间的通气需求得到满足。

三、工作原理

（一） 操作气囊

（1）手动挤压气囊，将空气或氧气送入患者的呼吸道。

（2）松开气囊，使其回弹，吸入新鲜空气或氧气以备下一次输送。

（二） 调节氧气流量

（1）根据需要调节氧气流量或浓度，确保提供足够的氧气。

（2）使用配备的氧气入口和流量调节装置。

（三） 确保密封

（1）确保呼吸面罩与患者面部的密封，防止气体泄漏。

（2）检查面罩和气囊的密封性，确保有效的通气支持。

（四）监测呼吸

（1）观察患者的胸部起伏和面部颜色变化，以监测呼吸效果。

（2）确保患者的呼吸道畅通，并适时调整操作方式。

四、基本操作

（一）准备工作

（1）检查设备及附件的完整性，确保无损坏。

（2）确保氧气供应系统正常工作，流量适宜。

（二）设置参数

（1）根据患者的需要设置氧气流量，选择适当的呼吸面罩和气囊。

（2）确保设备处于正确的工作模式。

（三）连接设备

（1）将呼吸面罩正确地固定在患者面部，确保密封良好。

（2）连接气囊和氧气供应管路。

（四）提供呼吸支持

（1）手动挤压气囊，提供规律的呼吸支持。

（2）观察患者反应，调整操作以确保有效通气。

（五）监控和调整

（1）监控患者的呼吸状况，及时调整氧气流量和呼吸频率。

（2）处理任何设备故障或操作问题，确保持续的呼吸支持。

（六）结束操作

（1）在患者恢复自主呼吸或转交给其他医护人员后，停止使用。

（2）拆卸设备，进行清洁和消毒。

五、注意事项

（一）设备检查

（1）定期检查设备的气囊、呼吸面罩和氧气管路，确保其完好无损。

（2）进行设备的定期维护和校准，确保其性能稳定。

（二）操作培训

（1）对医护人员进行设备的操作培训，确保其熟练掌握设备的使用方法。

（2）培训内容包括设定氧气流量、监控呼吸和处理设备故障。

（三）患者监控

（1）在使用设备时，定期监测患者的呼吸情况和生命体征。

（2）记录呼吸支持的数据，并根据患者的情况调整治疗。

（四）设备安全

（1）确保设备使用过程中的安全，避免气体泄漏和设备故障。

（2）处理任何设备报警或异常情况，防止对患者造成负面影响。

微测试（自主学习）

一、单选题

1. 气动简易呼吸机的主要功能是（　　）

A. 提供药物输注　　B. 进行心电图监测

C. 提供人工呼吸支持　　D. 测量血压

2. 在使用气动简易呼吸机时，如何确保气体输送的有效性？（　　）

A. 随意设定氧气流量　　B. 确保呼吸面罩与患者面部的密封

C. 忽略设备报警　　D. 不记录患者的呼吸数据

3. 以下哪项是气动简易呼吸机的主要使用环境？（　　）

A. 家庭护理　　B. 手术室　　C. 医院餐厅　　D. 健身房

4. 气动简易呼吸机的气囊功能是（　　）

A. 提供药物输注　　B. 控制呼吸面罩的压力

C. 向患者呼吸道输送气体　　D. 测量体温

5. 气动简易呼吸机通常用于哪种情况下的急救？（　　）

A. 心脏骤停　　B. 创伤出血

C. 呼吸衰竭　　D. 骨折

二、判断题

1. 气动简易呼吸机能够提供精确的潮气量控制。（　　）

2. 气动简易呼吸机的主要优点是能够提供人工呼吸支持。（　　）

3. 在操作气动简易呼吸机时，不需要考虑患者的呼吸状况。（　　）

4. 气动简易呼吸机可以自动调节呼吸频率。（　　）

5. 气动简易呼吸机可以用于长时间的机械通气支持。（　　）

第六节　心肺复苏包

一、PBL案例（小组学习）

（一）学习目标

理解心肺复苏包的主要组成和使用方法。

（二）PBL案例

情境：一位中年男性在公共场所突然倒地，意识丧失且无呼吸。

主要讨论点：如何判断患者是否需要进行心肺复苏？

二、概况

心肺复苏包（Cardiopulmonary Resuscitation Kit，CPR Kit）是一种用于提供心肺复苏急救支持的综合性工具包。它通常包括各种设备和耗材，其设计旨在为急救人员或普通人提供必要的工具，以便在紧急情况下进行心肺复苏。其主要组成部分包括：①自动体外除颤仪：监测心律异常并提供电击以恢复正常心律，配置有电极片、充电装置和语音提示系统。②人工呼吸面罩或呼吸器：提供有效的人工呼吸支持，配有成人和儿童面罩、呼吸膜、气囊等。③心肺复苏气囊：用于手动进行胸部按压和通气支持，配备气囊、面罩和氧气连接管路。④一次性手套：通常为医用级一次性手套，用于防止感染，确保急救过程中的卫生。⑤剪刀：剪开衣物或急救用品，还配有防刮伤的医疗剪刀。⑥急救指示卡：用于提供心肺复苏和急救操作的快速指南，注明详细的操作步骤和图示说明。⑦清洁布和消毒剂：保持设备和急救环境的卫生。⑧个人信息卡：记录急救人员的联系信息和特殊说明，配有紧急联系卡和医疗信息记录表。

三、基本操作

（一）准备工作

（1）确认心肺复苏包内所有物品的完整性和有效性。

（2）确保自动体外除颤仪电池充足，电极片有效。

（二）进行心肺复苏

（1）检查患者状态：确认患者是否无意识并且无呼吸。

（2）呼叫急救服务：如果患者无反应，立即呼叫急救服务。

（3）使用人工呼吸面罩：确保面罩与患者面部密封，进行有效的人工呼吸。

（4）进行胸部按压：按照指南进行胸部按压，确保按压深度和频率合适。

（三）使用自动体外除颤仪

（1）准备自动体外除颤仪：打开设备，按照设备的语音提示操作。

（2）贴上电极片：根据自动体外除颤仪的指示将电极片贴在患者胸部的正确位置。

（3）进行电击：如果自动体外除颤仪提示需要电击，确保所有人员远离患者，按下电击按钮。

（四）持续监测

（1）继续进行心肺复苏和自动体外除颤仪操作，直到急救人员到达或患者恢复意识和呼吸。

（2）记录急救过程中的重要数据，并在急救人员到达时进行交接。

四、注意事项

（一）设备检查与维护

（1）定期检查心肺复苏包中的所有设备，确保其功能正常。

（2）进行设备的清洁和消毒，特别是使用过的呼吸器和面罩。

（二）培训与演练

（1）对急救人员进行心肺复苏包的操作培训和演练。

（2）培训内容包括心肺复苏的标准操作流程、自动体外除颤仪使用方法等。

（三）患者监控

（1）在进行心肺复苏时，密切观察患者的反应和生命体征。

（2）及时调整操作方法，根据患者的情况进行适当的急救措施。

（四）记录与报告

（1）记录心肺复苏过程中所有的重要数据，包括胸部按压的次数和深度、电击次数等。

（2）提供详细的急救报告，确保急救人员能够得到全面的信息。

微测试（自主学习）

一、单选题

1. 心肺复苏包中用于提供人工呼吸的设备是（　　）

A. 自动体外除颤仪　　B. 人工呼吸面罩

C. 急救指示卡　　D. 剪刀

2. 在使用自动体外除颤仪时，电极片应该贴在（　　）

A. 患者的背部和腹部　　B. 患者的胸部和腹部

C. 患者的胸部两侧　　D. 患者的手臂和腿部

3. 心肺复苏包中的一次性手套的主要功能是（　　）

A. 提供呼吸支持　　B. 记录急救数据

C. 保护急救人员的卫生　　D. 进行胸部按压

4. 使用心肺复苏气囊时，操作正确的是（　　）

A. 仅在按压患者胸部时使用　　B. 需手动挤压和释放气囊

C. 仅在进行人工呼吸时使用　　D. 随意调整气囊的大小

5. 心肺复苏包中的急救指示卡用于（　　）

A. 记录患者信息　　B. 提供急救操作的指南

C. 存放急救药品　　D. 清洁设备

二、判断题

1. 心肺复苏包中不包括清洁布和消毒剂。（　　）

2. 自动体外除颤仪可以在任何情况下使用，而不需要判断患者是否心脏骤停。（　　）

3. 人工呼吸面罩和呼吸气囊用于提供人工呼吸支持。（　　）

4. 心肺复苏包中通常包含自动体外除颤仪。（　　）

5. 心肺复苏包应定期检查和维护，确保所有设备处于良好状态。（　　）

第七节　多功能药械箱

一、PBL 案例（小组学习）

（一）学习目标

理解多功能药械箱的组成和功能。

（二）PBL 案例

情境：某工地发生事故，一名工人受伤严重，医护人员需要使用多功能药械箱中的各种药品和器械进行急救。

主要讨论点：如果多功能药械箱中的某种药品或器械无法使用，应该采取哪些急救措施?

二、概况

多功能药械箱（Multifunctional Medical Kit）是一种集成了多种急救药品和医疗器械的紧急医疗工具箱，旨在提供全面的急救支持。它通常用于医疗急救、灾难响应和现场急救，包含了处理各种急救情况所需的药品、器械和消耗品。多功能药械箱的设计允许在各种环境和情境中迅速进行有效的急救操作。多功能药械箱的组成如表 1 所示。

表 1　多功能药械箱组成

项目	组成	配置	功能
药品	止血药物	止血粉、止血带、纱布、创可贴	控制出血
	镇痛药	阿莫西林、布洛芬、对乙酰氨基酚	缓解疼痛
	抗生素	青霉素、头孢菌素类药物	预防和治疗感染
	抗过敏药	抗组胺药物（如氯雷他定）	处理过敏反应
	急救用药	肾上腺素、硝酸甘油、糖皮质激素等	用于特定急救情况，如心脏骤停、过敏反应等
器械	急救包	纱布、绷带、创可贴、消毒液	提供基础的创伤处理
	医疗剪刀	医用剪刀	剪开衣物或急救用品
	镊子	尖头镊子	用于取出异物
	体温计	电子体温计或水银体温计	测量体温
	血压计	袖带、气泵、压力计	监测血压
	听诊器	听诊器	检查心肺音
	呼吸器或人工呼吸面罩	成人和儿童面罩、呼吸膜、气囊	提供人工呼吸支持
消耗品	一次性手套	医用级一次性手套	防止感染和保持卫生
	清洁布和消毒剂	消毒湿巾、消毒液	保持设备和急救环境的卫生
	急救指示卡	详细的操作步骤和图示说明	提供急救操作的指南

三、基本操作

（一）急救准备

（1）检查药械箱：确保所有药品和器械的完整性和有效性。检查药品的有效期，确保器械正常。

（2）了解内容：熟悉药械箱中的药品和器械的功能与用途。

（二）急救操作

（1）评估伤情：检查患者的伤情和生命体征，根据需要选择适当的药品和器械。

（2）提供初步处理：①创伤处理：使用止血药物和急救包处理外伤。②疼痛缓解：根据情况使用镇痛药物。③感染控制：应用抗生素和消毒剂。

（3）紧急处理：①心肺复苏：使用呼吸器和人工呼吸面罩进行急救。②药物注射：根据需要使用急救药物，如肾上腺素。

（三）后续处理

（1）记录和报告：记录急救过程中的重要数据，并报告给到达的医疗人员。

（2）设备清洁：清洁和消毒使用过的器械，确保其适合下次使用。

（3）补充药品：在使用药械箱中的物品后，及时补充药械箱中的药品和耗材。

四、注意事项

（一）设备检查与维护

（1）定期检查：定期检查药械箱内药品和器械的状态，确保其正常运作。

（2）设备保养：对设备进行定期清洁和维护，以确保其使用寿命。

（二）操作培训

（1）急救培训：对使用者进行急救技能培训，包括药品和器械的使用方法。

（2）设备操作：提供设备操作指南，确保所有人员能够正确使用药械箱中的器械和药品。

（三）应急准备

（1）急救演练：定期进行急救演练，模拟实际急救场景，提升急救响应能力。

（2）知识更新：保持对急救知识和技术的最新了解，以应对不断变化的急救需求。

微测试（自主学习）

一、单选题

1. 多功能药械箱中用于处理外伤的药品是（　　）

A. 镇痛药　　B. 止血药物　　C. 抗过敏药　　D. 抗生素

2. 在急救过程中，如何使用人工呼吸面罩？（　　）

A. 仅在患者意识清醒时使用

B. 确保面罩与患者面部贴合，提供有效的人工呼吸

C. 不需要观察患者反应

D. 随意调整面罩的大小

3. 多功能药械箱中的体温计用于（　　）

A. 测量心率　　B. 记录药品使用情况

C. 测量体温　　D. 检查血压

4. 使用多功能药械箱时，若发现某个药品过期，应（　　）

A. 继续使用　　B. 立即更换并补充新的药品

C. 立即丢弃　　D. 只使用其他未过期药品

5. 在急救过程中，止血带的用途是（　　）

A. 固定骨折　　B. 绑在伤口上方止血

C. 测量血压　　D. 清洁创伤

二、判断题

1. 多功能药械箱中的急救指示卡用于提供急救操作的指导。（　　）

2. 在急救过程中，使用多功能药械箱的器械时无须关注维护情况。(　　)

3. 多功能药械箱中的镇痛药可以根据需要随意使用，无须遵循剂量规定。(　　)

4. 定期检查和维护多功能药械箱是确保急救工具有效性的关键。(　　)

5. 多功能药械箱中的一次性手套主要用于维护患者的卫生。(　　)

第八节　铲式担架

一、PBL 案例（小组学习）

（一）学习目标

（1）理解铲式担架的结构和功能。

（2）掌握铲式担架正确的使用和搬运方法。

（二）PBL 案例

情境：一名伤者因遭遇车祸而受伤，需要送到急救现场。

主要讨论点：在搬运伤者时，如何固定伤者以避免二次伤害？

二、概况

铲式担架是一种用于搬运患者的医疗器械，用于紧急情况下的救援和搬运。它通常由坚固的材料制成，具有两个平行的板面，可以有效地支撑患者的身体，减少在搬运过程中对其的二次伤害。

铲式担架一般由担架板、两侧手柄、固定带和滑轮或滚轮组成。担架板一般由铝合金、塑料或其他坚固材料制成，具有足够的承重能力。两侧手柄用于操作者搬运担架，提供稳定的抓握点。固定带用于固定患者，防止其在搬运过程中滑动。滑轮或滚轮方便担架在地面上滑动或移动。

三、基本操作

（一）准备铲式担架

（1）检查铲式担架：确保铲式担架的各个部件完好无损，包括担架板、手柄、固定带等。

（2）展开铲式担架：如果铲式担架为可折叠设计，先将其展开至使用状态。

（二）搬运患者

（1）安置患者：将患者轻柔地放置在铲式担架上，确保其身体平衡并且舒适。

（2）固定患者：使用固定带将患者牢牢固定在担架上，以避免其在搬运过程中出现位移或滑动。

（3）安全搬运：两名或多名救援人员同时抓住担架的手柄，按照标准的搬运技巧，将患者安全搬运到救援车或指定地点。

（三）清理与维护

（1）清洁铲式担架：每次使用后，对担架进行清洁和消毒，特别是担架表面和固定带。

（2）检查铲式担架：定期检查铲式担架的结构，确保无损坏或磨损，保证其正常使用。

四、注意事项

（1）平稳搬运：搬运过程中应避免剧烈的动作，以减少对患者造成的冲击。

（2）固定安全：确保固定带固定稳妥，防止患者在搬运过程中移动。

（3）团队协作：搬运任务应由多名救援人员协作完成，确保操作的安全和稳定。

微测试（自主学习）

一、单选题

1. 铲式担架的主要用途是（　　）

A. 提供药物支持　　B. 搬运患者

C. 测量血压　　D. 记录患者数据

2. 下列哪项不是铲式担架的适用对象？（　　）

A. 骨折患者　　B. 昏迷患者

C. 严重烧伤患者　　D. 呼吸困难患者

3. 铲式担架通常由哪种材料制成？（　　）

A. 玻璃　　B. 木材　　C. 铝合金或塑料　D. 布料

4. 使用铲式担架时，搬运过程中需要注意（　　）

A. 频繁调整担架的角度　　B. 避免对患者造成额外伤害

C. 快速移动担架以节省时间　　D. 仅依靠一个救援人员搬运

5. 铲式担架的清洁和维护包括（　　）

A. 定期检查和修理　　B. 用肥皂水清洗

C. 仅清洁表面　　D. 完全忽视

二、判断题

1. 铲式担架可以由一个救援人员单独使用。（　　）

2. 在搬运过程中，应避免对患者进行剧烈的动作。（　　）

3. 铲式担架的固定带不需要定期检查。（　　）

4. 铲式担架在使用前要进行消毒处理。（　　）

5. 使用铲式担架时，固定患者是确保安全的重要步骤。（　　）

第二章　常见灾难急救药物

第一节　血管活性药

一、PBL 案例（小组学习）

（一） 学习目标

理解血管活性药的作用机制及适应证。

（二） PBL 案例

情境：一名患者因急性心肌梗死后出现低血压、意识模糊和少尿等症状，被送入重症监护室。检查显示血压为 80/40 mmHg，心率为 110 次/分，血乳酸水平升高，提示休克状态。

主要讨论点：应该选择何种血管活性药并知晓其原因。

二、概况

（一） 定义

血管活性药是指通过作用于血管平滑肌、心脏、交感神经系统或受体，调节血管张力、心脏收缩力及外周血管阻力，从而影响血压和血流动力学的药物。在抢救各种休克状态、低血压以及心力衰竭患者时具有关键作用。

（二）分类及作用

常见血管活性药分类及基本作用，详见表2。

表2　常见血管活性药

分类	常见药物	作用
升压药（Vasopressors）	去甲肾上腺素（Norepinephrine）	通过激活 α 肾上腺素能受体收缩血管，导致外周血管阻力增加，从而升高血压
	肾上腺素（Epinephrine）	通过激活 α 受体和 β 受体，收缩血管并增加心脏收缩力，常用于心脏骤停和过敏反应
	多巴胺（Dopamine）	通过剂量依赖性激活多种受体，低剂量作用于多巴胺受体，扩张血管；中剂量作用于 β 受体，增强心肌收缩力；高剂量激活 α 受体，收缩血管
扩血管药（Vasodilators）	硝普钠（Nitroprusside）	通过释放一氧化氮，快速扩张动静脉，降低血压
	硝酸甘油（Nitroglycerin）	主要扩张静脉血管，减少心脏前负荷，常用于急性心力衰竭及心绞痛
正性肌力药（Inotropes）	多巴酚丁胺（Dobutamine）	激活 β_1 受体，增加心肌收缩力，同时略微降低外周血管阻力
	米力农（Milrinone）	通过抑制磷酸二酯酶，增加细胞内环磷酸腺苷（cAMP）水平，从而增加心肌收缩力，并扩张血管

三、临床作用

血管活性药在急救、重症监护及心脏病学中应用广泛，主要用于治疗以下情况：

（1）休克：如败血性休克、失血性休克、过敏性休克等，升压药通过提高血压维持器官灌注。

（2）心力衰竭：通过正性肌力药增加心排血量，改善症状。

（3）高血压危象：通过扩血管药快速控制血压，避免器官损伤。

微测试（自主学习）

一、单选题

1. 血管活性药主要用于治疗以下哪种病症？（　　）

A. 高血压　　B. 低血压和休克

C. 糖尿病　　D. 癫痫

2. 去甲肾上腺素的主要作用机制是（　　）

A. 激活 β_1 受体增加心肌收缩力　　B. 扩张静脉血管

C. 收缩血管，提高外周血管阻力　　D. 激活多巴胺受体，扩张血管

3. 下列哪种药物可用于扩张血管并降低血压？（　　）

A. 硝普钠　　B. 多巴胺

C. 去甲肾上腺素　　D. 多巴酚丁胺

4. 在治疗急性心力衰竭时，常选用哪类药物？（　　）

A. 去甲肾上腺素　　B. 硝酸甘油

C. 多巴酚丁胺　　D. 硝普钠

5. 去甲肾上腺素主要作用于？（　　）

A. β_1 受体　　B. β_2 受体　　C. α 受体　　D. 多巴胺受体

二、判断题

1. 去甲肾上腺素可以扩张血管并降低血压。（　　）

2. 硝酸甘油主要用于扩张静脉血管，减轻心脏负担。（　　）

3. 多巴胺在高剂量时可以激活 α 受体，收缩血管。（　　）

4. 硝普钠是一种常用的升压药。（　　）

5. 正性肌力药通过增强心肌收缩力来改善心功能。（　　）

第二节　抗心律失常药

一、PBL 案例（小组学习）

（一）学习目标

理解抗心律失常药的作用机制和分类。

（二）PBL 案例

情境：一名患者因突发胸闷、心悸、头晕入院，心电图提示心房颤动，心室率达 150 次/分，患者血压为 100/60 mmHg，血氧饱和度为 92%。既往有高血压病史，正在服用美托洛尔控制血压。

主要讨论点：应选择何种抗心律失常药并知晓其原因。

二、概况

（一）定义

抗心律失常药是指用于治疗或预防各种心律失常的药物。心律失常是指心脏电活动的异常，包括心律过快、过慢或不规则，这些异常会影响心脏泵血的效率，导致血流量不足，严重时可威胁生命。

（二）分类

抗心律失常药通常按照 Vaughan-Williams 分类法分为五类，详见表 3。

表 3　抗心律失常药分类

分类	药物	作用机制	临床应用
Ⅰ类	钠通道阻滞剂 (Sodium Channel Blockers)	抑制快速钠通道，减少心肌细胞去极化速度，延长传导时间	Ⅰa 类：中效钠通道阻滞剂，如奎尼丁、普鲁卡因胺，延长动作电位，治疗心房颤动和心室性心律失常。 Ⅰb 类：弱效钠通道阻滞剂，如利多卡因，主要用于心室性心律失常。 Ⅰc 类：强效钠通道阻滞剂，如氟卡尼、普罗帕酮，适用于顽固性心律失常
Ⅱ类	β 受体阻滞剂 (Beta Blockers)	阻断交感神经对心脏的兴奋作用，减少心肌自律性，降低心率和传导速度	用于预防和治疗快速型心律失常，如阵发性室上性心动过速、心房颤动等。代表药物有美托洛尔、普萘洛尔
Ⅲ类	钾通道阻滞剂 (Potassium Channel Blockers)	延长动作电位时程和有效不应期，抑制复极化	用于治疗心房颤动、心室性心动过速等。代表药物有胺碘酮和多非利特
Ⅳ类	钙通道阻滞剂 (Calcium Channel Blockers)	抑制钙离子内流，减少窦房结、房室结的自律性和传导速度	主要用于预防和治疗心房性心律失常。代表药物有维拉帕米、地尔硫卓
Ⅴ类	其他药物	腺苷：通过激活腺苷受体，快速终止阵发性室上性心动过速； 洋地黄类药物：如地高辛，通过增加迷走神经张力，抑制窦房结，治疗心房颤动和心房扑动； 镁剂：用于治疗尖端扭转型室性心动过速	

三、临床作用

抗心律失常药的主要临床作用包括：

（1）恢复或维持窦性心律：如用于心房颤动转复和维持。

（2）减慢心率：如用于快速型心律失常，减缓传导以改善症状。

（3）预防心动过速复发：如用于阵发性室上性心动过速的长期管理。

（4）急救治疗：如胺碘酮用于心脏骤停时的抢救。

微测试（自主学习）

一、单选题

1. 下列哪种药物属于Ⅰ类抗心律失常药？（　　）

A. 普萘洛尔　　B. 胺碘酮　　C. 奎尼丁　　D. 地尔硫卓

2. 钠通道阻滞剂的主要作用机制是（　　）

A. 抑制钙离子流入细胞

B. 延长动作电位时程

C. 抑制钠离子流入细胞，减缓去极化

D. 阻断交感神经对心脏的兴奋作用

3. 胺碘酮属于哪类抗心律失常药？（　　）

A. Ⅰ类　　B. Ⅱ类　　C. Ⅲ类　　D. Ⅳ类

4. 用于治疗尖端扭转型室性心动过速的药物是（　　）

A. 胺碘酮　　B. 镁剂　　C. 普萘洛尔　　D. 地尔硫卓

5. 地尔硫卓的主要作用是（　　）

A. 阻断钠通道　　B. 阻断钙通道，减慢心房传导

C. 增加钾离子外流　　D. 激活腺苷受体

二、判断题

1. 胺碘酮主要通过延长动作电位时程起效。（　　）

2. β 受体阻滞剂的主要作用是减缓心率并减轻心脏负荷。（　　）

3. 普罗帕酮属于Ⅰb类抗心律失常药。(　　)

4. 腺苷主要用于治疗心房颤动。(　　)

5. 钙通道阻滞剂适用于治疗室性心动过速。(　　)

第三节　镇静药

一、PBL案例（小组学习）

（一）学习目标

了解镇静药的作用机制、分类及基本临床用途。

（二）PBL案例

情境：一名患者描述自己长期难以入睡，即使入睡也经常在半夜醒来，且难以再次入睡。她的工作压力大，经常感到焦虑。过去一周，她服用了朋友推荐的苯二氮䓬类药物，但效果不佳。

主要讨论点：该患者的治疗方案应如何设计以避免依赖和副作用?

二、概况

（一）定义

镇静药是指能够抑制患者中枢神经系统活动，降低意识水平，缓解焦虑、紧张、激动等精神状态的药物。这些药物用于减轻焦虑、促进睡眠，以及为某些手术或诊疗过程提供镇静效果。

（二）分类

镇静药可以根据作用机制、临床应用进行分类，详见表4。

表4 镇静药分类

分类	作用机制	临床应用
苯二氮䓬类 (Benzodiazepines)	通过增强γ氨基丁酸（GABA）在中枢神经系统的抑制作用，增加GABA受体的效应	缓解焦虑：如地西泮、阿普唑仑，用于焦虑症； 镇静催眠：如氯硝西泮，用于失眠和术前镇静； 抗癫痫：如氯硝西泮，用于癫痫发作的急救
巴比妥类 (Barbiturates)	通过增强GABA受体活性，抑制神经元的活动	低剂量有镇静作用，如苯巴比妥； 高剂量用于麻醉，如硫喷妥钠； 抗癫痫作用，如苯巴比妥
非苯二氮䓬类 (Non-benzodiazepine)	与苯二氮䓬类类似，主要通过GABA受体发挥作用，但分子结构不同	用于短期失眠的治疗，代表药物如唑吡坦、扎来普隆
抗组胺类 (Antihistamines)	通过阻断H_1组胺受体，减少中枢神经系统的兴奋性	具有镇静作用，如苯海拉明，常用于轻度失眠或焦虑
其他	右美托咪定（Dexmedetomidine）：通过α_2肾上腺素受体起镇静作用，常用于术中镇静和ICU患者的镇静管理； 镇静抗抑郁药：如米氮平，通过阻断α_2受体和组胺受体，用于焦虑和睡眠障碍	

三、临床作用

（1）焦虑的短期治疗：镇静药能够有效缓解由各种原因引起的急性焦虑状态，帮助患者放松。

（2）失眠的短期治疗：苯二氮䓬类药物和非苯二氮䓬类药物可用于短期治疗失眠，缩短患者入睡时间和延长睡眠。

（3）术前镇静和手术镇静：镇静药用于减少手术前和手术中患者的焦虑感，改善术中配合。

（4）癫痫发作的急救：苯二氮䓬类药物如地西泮和氯硝西泮常用于癫痫发作的急救治疗。

（5）麻醉辅助：巴比妥类药物在手术麻醉中应用，作为麻醉诱导药物。

微测试（自主学习）

一、单选题

1. 下列哪种药物属于苯二氮䓬类镇静药？（　　）

A. 氯硝西泮　　B. 唑吡坦　　C. 苯巴比妥　　D. 苯海拉明

2. 巴比妥类药物的主要作用机制是（　　）

A. 阻断 GABA 受体　　B. 增强 GABA 受体作用

C. 抑制钙通道　　D. 增加神经递质释放

3. 唑吡坦属于哪类镇静药物？（　　）

A. 苯二氮䓬类　　B. 非苯二氮䓬类

C. 巴比妥类　　D. 抗组胺类

4. 右美托咪定的主要作用机制是？（　　）

A. 阻断 H1 受体　　B. 激活 α_2 受体

C. 增强 GABA 受体效应　　D. 抑制钠通道

5. 下列哪种药物常用于抗癫痫发作的急救？（　　）

A. 氯硝西泮　　B. 唑吡坦　　C. 右美托咪定　　D. 米氮平

二、判断题

1. 巴比妥类药物适合长期用于失眠治疗。（　　）

2. 苯二氮䓬类药物通过抑制 GABA 受体发挥作用。（　　）

3. 非苯二氮䓬类药物如唑吡坦常用于短期失眠治疗。（　　）

4. 右美托咪定通过 α_2 受体作用产生镇静效果，常用于 ICU 患者的镇静管理。（　　）

5. 抗组胺类药物可用于治疗失眠，但可能产生嗜睡等副作用。（　　）

第四节　解毒药

一、PBL 案例（小组学习）

（一）学习目标

了解不同类型解毒药的作用机制和适应证。

（二）PBL 案例

情境：一名患者因误服了大量对乙酰氨基酚（扑热息痛）药物而被送到急诊室。患者出现了恶心、呕吐和上腹部疼痛。医生怀疑患者可能已经发展为对乙酰氨基酚中毒，并需要迅速处理。

主要讨论点：针对该患者的情况，如何评估对乙酰氨基酚中毒的严重程度。

二、概况

（一）定义

解毒药是指用于中和或减轻毒物对机体的毒性作用，帮助机体排除或转化毒物的药物。解毒药在急性中毒、慢性毒物暴露以及药物过量等情况下具有重要的救治作用。

（二）分类

解毒药可以根据其作用机制和应用领域进行分类，详见表 5。

表 5　解毒药分类

项目	分类	作用
解毒剂 (Antidotes)	对抗剂 (Antagonists)	纳洛酮（Naloxone）：用于对抗阿片类药物过量，通过竞争性拮抗 μ 阿片受体，逆转阿片类药物的效应 氟马西尼（Flumazenil）：用于逆转苯二氮䓬类药物的镇静效果，通过拮抗苯二氮䓬类药物作用在 GABA 受体上
	特异性解毒剂 (Specific Antidotes)	乙酰半胱氨酸（Acetylcysteine）：用于对抗对乙酰氨基酚（扑热息痛）中毒，通过增加谷胱甘肽帮助解毒 亚硝酸钠（Sodium Nitrite）：用于氰化物中毒，通过形成高铁血红蛋白，从而中和氰化物
	支持性解毒剂 (Supportive Antidotes)	钙盐（Calcium Salts）：用于对抗钙通道拮抗剂中毒，通过补充钙离子来对抗药物对心脏和血管的影响 乳酸林格氏液（Lactated Ringer's Solution）：用于中和酸中毒，维持体液平衡
去毒药 (Detoxifiers)	活性炭 (Activated Charcoal)	通过吸附胃肠道内的毒物，减少毒物的吸收
	硫代硫酸钠 (Sodium Thiosulfate)	用于氰化物中毒，通过将氰化物转化为无毒的硫氰化物
	硫酸钠 (Sodium Sulfate)	通过促进胆汁排泄，帮助体内毒物的排出

三、临床作用

（1）中毒急救：解毒药用于急性中毒的急救，帮助减少毒物对机体的损害，改善预后。

（2）药物过量处理：解毒药可以迅速逆转药物过量的效果，防止严重的毒副作用或死亡。

（3）慢性毒物暴露：用于长期暴露于毒物环境中的患者，帮助减少毒物的积累和毒性。

（4）毒物代谢干预：通过促进毒物的转化或排泄，减轻慢性毒物暴露对健康的影响。

微测试（自主学习）

一、单选题

1. 哪种药物用于对抗阿片类药物中毒？（　　）

A. 氯硝西泮　　B. 纳洛酮

C. 乙酰半胱氨酸　　D. 氟硝氰

2. 乙酰半胱氨酸的主要作用是（　　）

A. 中和氰化物　　B. 吸附毒物

C. 增加谷胱甘肽，帮助解毒　　D. 促进胆汁排泄

3. 哪种解毒药用于氰化物中毒的治疗？（　　）

A. 亚硝酸钠　　B. 乳酸盐　　C. 硫代硫酸钠　　D. 活性炭

4. 下列哪种药物用于中和毒物的效果？（　　）

A. 硫酸钠　　B. 亚销酸钠　　C. 钙盐　　D. 右美托咪定

5. 活性炭的作用机制是（　　）

A. 吸附胃肠道内的毒物　　B. 增加体内毒物代谢

C. 中和毒物的毒性　　D. 促进毒物排泄

二、判断题

1. 乙酰半胱氨酸用于对乙酰氨基酚中毒的急救。（　　）

2. 氟硝氰用于对抗苯二氮草类药物中毒。（　　）

3. 活性炭用于吸附体内的毒物，减少毒物的吸收。（　　）

4. 亚硝酸钠可用于氰化物中毒，但不适用于对乙酰氨基酚中毒。（　　）

5. 硫代硫酸钠用于对抗苯二氮草类药物中毒。（　　）

《附　录》

附录 1

课程思政元素

序号	理论课	思政内容
1	灾难护理概述	主题：为什么学习灾难与急救护理知识与技能？ 思政短视频：抗击新冠疫情表彰大会#共和国勋章
2	灾难救援体系的组成与管理	主题：红十字精神 讨论：如何成为一名人道主义工作者？
3	急诊分诊及护理评估	主题：如何提高急诊工作的满意度？ 讨论：制度完善、技术熟练、沟通技巧。
4	心脏骤停与心肺复苏	主题：人道主义 讨论：作为第一目击者，非工作时间院外遇到伤病员，你会伸出援手吗？对于施救者有哪些法律保障措施？
5	严重创伤及护理	主题：重症患者的心理需求 讨论：对于无法言语交流的危重症患者，你会如何与患者沟通，了解他们的需求？
6	冠状病毒病	主题：冠状病毒病早期诊断，我们能做什么？ 讨论：通过查询最新文献资料，了解这一主题的最新进展。
7	神经性毒剂中毒	主题：灾难救援伦理 讨论：如何保护患者的隐私？
8	地震	主题：灾后康复 讨论：地震幸存者的心理护理。
9	微量注射泵	主题：无菌技术 讨论：无菌技术的发展史及创新案例事迹介绍。
10	血管活性药	主题：以人为本 讨论：三查七对制度的应用及创新。

附录 2

基于 PBL 教学模式的课程改革实施指南

一、什么是 PBL

问题驱动教学法（Problem-Based Learning，PBL），是强调小组教学，由学生根据教师提供的教案，自行提出问题、分析问题、解决问题，以获得知识的高效率学习方法。

传统的教学方法，教师确定讲课主题，授课主动权全部掌握在教师手中。教师确定讲课主题后，就按照课程纲要系统地介绍相关重要知识。传统的教学方法，具有系统架构完整、速度快的优点，但大多数是单向传输，师生互动不足，学生学习效果较差。

为改变传统的教学方法，高等护理教育更重视自主学习，为提升医疗品质，以 PBL 与循证医学（Evidence-Based Medicine，EBM）为教学方式。所谓的 PBL 是以现有临床案例的实际情境为脚本，学生在教师指导下，在案例中练习如何“发掘问题、分析问题并且解决问题”。PBL 的目的在于培养学生主动学习、终身学习，以及分析、解决问题的能力，以这种方法所获得的知识，印象深刻，记忆良久，将来在实际工作中面临类似的临床问题时可即时呈现。即使旧知识不足以解决当时的问题，学生所拥有的“面对问题、解决问题”的能力，仍能发挥作用。因此，PBL 可以补充传统教学方法的不足。

这种问题导向式学习能使学生养成主动及终身学习的习惯，且能训练学生解决问题的能力，符合当代医学教育的要求。不过传统的教学方法也不是一无是处，它的优点是知识的架构较为完整，不像以问题为导向所学得的知识那般零散。两者之优劣长短正好互补。

二、PBL 课前准备

（1）教案撰写：详见下文介绍。

（2）课前培训：让教师和学生充分了解 PBL 课程的理念和实施方法。

(3) PBL 评价方法：学生自我评价，教师对学生的评价，教师对小组的评价，学生对教师的评价等。

(4) 教学环境：小组讨论所需空间较小，能容纳 10 人左右的空间即可。

三、PBL 实施步骤

开展 PBL 教学时，通常 1 个教案分成 2 次施行，每次 1 ~ 2 节课。在讨论每个教案之前，推选一名学生为主席，引导小组学习过程。程序通常如下：

1. 第一阶段

(1) 教师提供问题个案。

(2) 探索问题：阐明概念及专有名词；提出问题；对假设表示怀疑；从不同角度去考虑个案。

(3) 引发概念：详细说明现有的问题；作合理的解释；记录所有讨论的内容；分阶段总结（再考虑探究讨论中的重点、分析个案中不同的部分、开始有系统地组织解释）。

(4) 学生从现有知识展开讨论。

(5) 确定学习议题：确定哪些属于未知的知识；确定学习的需要；在学习议题上达成一致意见；考虑学习资源。

(6) 教师推荐学习资源。

2. 第二阶段

(1) 自我学习。

(2) 小组学习。

3. 第三阶段

(1) 再次讨论问题，分享新知识。

(2) 评价学习表现。

4. 第四阶段

(1) 巩固学习。

(2) 准备成果 。

注：在整个过程当中，教师并不主动提供知识，只做旁观者、监督者和评估者。

学生对于问题的解决，对于未知的知识，不应依赖小组教师从旁给予即时之传道、授业、解惑，必须自行设法搜集资料、相互探讨、取得共识。

四、角色功能

1. 教师（1 人）

（1）鼓励所有成员参与；

（2）协助主席保持小组互动和安排时间；

（3）检查记录是否准确；

（4）避免跑题；

（5）确定小组获得适当的学习目标；

（6）检查是否理解；

（7）评价学习表现。

2. 主席（1 人）

（1）引导小组学习过程；

（2）鼓励所有成员参与；

（3）确保小组互动性；

（4）安排时间；

（5）确保每个成员分配到学习议题；

（6）确保记录准确。

3. 书记（1 人）

（1）记录小组讨论的关键点；

（2）帮助小组整理各种想法；

（3）参与讨论。

4. 小组成员

（1）有序参与整个过程；

（2）参与讨论；

（3）听取并尊重别人的意见；

（4）提出开放式问题；

（5）研究所有的学习目标；

（6）与成员分享相关信息。

五、PBL 学习表现评价表

表 1　PBL 学生/小组学习评估表

评价项目	评分标准	A	B	C	D	E	分数
协同/合作	遵守团队自律规则						
	尊重同学的想法与意见						
	负责任的态度						
	诚实的态度						
	准时出席						
自我学习	展现自主学习的精神						
	自我追踪学习进度						
	能自我反省不足						
元认知	挑选的资料库可靠且有助于回答问题						
	能给同学有助于学习的回馈						
	能运用与整合新知识						
科学推理	能形成有意义的学习议题						
	具有深入思考的习惯						
	具有统整归纳问题的能力						
学习主题	请就该组学生学习议题给予分数						
方案准备	请就该组学生拟订的护理方案给予分数						
注：A：90～100 分；B：80～89 分；C：70～79 分；D：60～69 分；E：<60 分							

（续上表）

建 议	学生表现： 小组表现：
	改善方式：
分数说明	

注：①PBL课程中，对于该学生的表现，请勾选给分，并给予回馈建议。②您给予的具体分数请书写于后。③您必须给予该班级每一个组别一个分数。④任一次PBL之学生学习评估部分不及格，则该次PBL所属课程即为不及格。

表2　PBL教师回馈单

一、教师回馈	1	2	3	4	5	#
1. 教师能培养学生深入思考的习惯						
2. 教师能追踪个别学生的学习进度						
3. 教师能追踪小组的学习进度						
4. 教师常忽略的内容						
（1）提供知识答案						
（2）主导思考方向						
（3）扰乱团队运作						
5. 其他（学生自由回馈）：						
二、请根据因教师的教学方式而发生学习困难或达到良好学习效果的事实陈述						
优点：						
待改善部分：						
正面建议方案：						

注：PBL课程中，对于教师的表现，请勾选给分，并给予回馈建议（1为非常不认同，5为非常认同，#为无法评估）。

附录 3

MODS－PBL课程教案

课程："灾难护理与人道救援"PBL课程

题目：多器官功能障碍综合征（Multiple Organ Dysfunction Syndrome，MODS）

时间：

（1）情境一建议时间分配：30分钟。

（2）情境二建议时间分配：40分钟。

（3）情境三建议时间分配：50分钟。

物品准备：相机、会议记录本、课程评估表。

教案摘要：

（1）患者：男，43岁。因饮酒后腹胀1天，急剧上腹痛3小时入院（上腹痛的鉴别?）。经医生详细查体和辅助检查，诊断为急性胰腺炎，给予抑制腺体分泌、抗感染、补液及对症治疗，病情未见好转（急性胰腺炎的治疗方法有哪些?）。

（1）两天后，患者合并急性呼吸窘迫综合征（ARDS）、急性肾功能衰竭（ARF）、急性肝脏损害、急性心肌损伤，为重症急性胰腺炎合并MODS（急性胰腺炎为何会引起MODS? 如何评估MODS患者脏器功能状况?）。

（2）立即气管插管，呼吸机辅助呼吸，行剖腹探查术。术中见腹腔内血性脓性液体近300mL，胰腺广泛皂化，明显肿大，质硬，胰头部有少量片状坏死灶。术中放置多根腹腔引流管持续引流。术后继续呼吸机正压通气，抑制胰腺分泌，广谱抗生素控制感染，并给予间歇性腹膜透析（Intermittent Peritoneal Dialysis，IPD）及对症支持治疗。患者病情好转，两周后成功脱掉呼吸机（MODS患者如何防治和监护?）。

关键词：腹痛移动性浊音，急性胰腺炎，高流量吸氧，尿少，MODS，肠鸣音消失，ALT，AST，ECG。

明确PBL过程：

（1）订立规则。

（2）情境介绍，明确概念。

（3）关键议题、假设、学习议题。

学习目标：

（1）MODS 的病因和发病机理。

（2）MODS 的病情评估。

（3）MODS 的预防和护理重点。

一、情境一

患者：男，43 岁，体型瘦弱。因大量饮酒后腹胀 1 天，急剧上腹痛 3 小时入院。

主要讨论要点：

（1）可能发生酒精中毒？急性酒精中毒的发病机理？

①急性毒害作用：主要对中枢神经系统有毒害作用，乙醇既有水溶性也有脂溶性，可迅速通过血脑屏障和细胞膜，作用于膜上的某些酶而影响脑细胞功能。小剂量饮酒，出现兴奋作用，乙醇作用于 γ－氨基丁酸受体，干扰 γ－氨基丁酸对脑的抑制作用，产生兴奋症状。大剂量饮酒，毒害小脑功能，引起共济失调；作用于网状结构，引起昏睡和昏迷。极高浓度的乙醇抑制延髓呼吸和循环中枢，引起呼吸循环功能障碍。

②对代谢的毒害作用：对肝脏代谢产生毒害作用，增加肝脏负担，代谢产生大量还原型辅酶 A，导致乳酸增高、酮体增高，形成代谢性酸中毒；糖异生受阻引起低血糖。

③营养缺乏：酒是高热量而无营养成分的饮料，长期大量饮酒时进食较少，同时对胃的刺激可造成胃炎和胃蠕动减弱，食欲差，导致明显的营养缺乏。

④毒性刺激作用：乙醇对黏膜和腺体有刺激作用，引起食道炎、胃炎、胃出血、胰腺炎等。对肝的毒性作用造成肝细胞坏死、酒精性肝炎、肝功能异常、脂肪肝，甚至肝癌等。对心脏的毒性作用造成酒精性心肌病。对生殖系统损害造成胎儿畸形、发育迟缓、智力低下。

（2）有哪些病灶会导致腹胀？结合急剧上腹痛，探讨可能的病灶所在。

①食道炎、胃炎、胃出血、胰腺炎等。

②酒精性肝炎、肝功能异常、脂肪肝、肝癌等。

二、情境二

查体：T 36.1℃，P 86 次/分，R 19 次/分，Bp 128/94mmHg。心肺未见异常。腹部平软，上腹明显压痛，轻度反跳痛。移动性浊音（-）。

辅助检查：血清淀粉酶 1970U/L；血糖 11.2mmol/L ；血常规：WBC 10×10^9/L，N 70%，L 28%；B 超：急性胰腺炎。

参考指标：①血清淀粉酶：800～1800 U/L（碘-淀粉比色法）；②血糖：3.9～6.4mmol/L；③白细胞计数（WBC）：（4～10）$\times10^9$/L；④中性粒细胞百分率（N）：50%～70%；⑤淋巴细胞百分率（L）：20%～40%。

主要讨论要点：

（1）什么原因引起急性胰腺炎？其发病机理是什么？

①大量饮酒：乙醇可致胰外分泌增加，且大量饮酒刺激 Oddi 括约肌痉挛，使十二指肠乳头水肿，胰管内压增加，胰液排出受阻，引起急性胰腺炎。慢性酒癖者常有胰液蛋白沉淀，形成蛋白栓堵塞胰管，致胰液流出不畅。

②胆道疾病：胆石症、胆道感染或胆道蛔虫等。

③胰管阻塞：胰管结石、蛔虫、胰管狭窄、肿瘤等。

④药物：噻嗪类利尿药、硫唑嘌呤、糖皮质激素、四环素、磺胺类药物等。

（2）急性胰腺炎的治疗有哪些方法？

①禁食、胃肠减压。

②监护：生命体征，尿量，腹部检查，血常规，血、尿淀粉酶，生化检查，等等。

③纠正水、电解质平衡失调及休克：补充电解质，维持有效血容量，早期营养支持。

④抑制胰液分泌：奥曲肽、质子泵抑制剂、生长抑素等。

⑤对症治疗：解痉镇痛（654-2，哌替啶）。

⑥抗感染：抗生素治疗。

⑦抑制胰酶活性：抑肽酶（Trasylol）。

三、情境三

诊断为急性胰腺炎，给予抑制腺体分泌、抗感染、补液及对症治疗，病情未见好转。两天后上腹疼痛加重，伴发热、心慌和呼吸急促，给予面罩高流量吸氧不能缓解，动脉血氧饱和度87%，持续下降。24 小时尿量为180mL。

查体：T 38.3℃，P 123 次/分，R 42 次/分，Bp 103/72mmHg。神志恍惚。双肺呼吸音粗，可闻及散在湿啰音。心音低。腹部明显膨隆，腹肌紧张，全腹压痛，反跳痛，左上腹为重。移动性浊音（+）。肠鸣音消失。

生化：ALT 83.40U/L，AST 163.40U/L，总胆红素 57.1μmol/L，直接胆红素 39.30μmol/L，血尿素氮 19.29mmol/L，肌酐 206.3μmol/L，血糖 16.1mmol/L，血清淀粉酶 350.10U/L，尿淀粉酶 457.5U/L。

血常规：WBC 13.1×10^9/L，N 80.6%，L 13%。

血气分析：pH 7.436，PaO_2 58mmHg，$PaCO_2$ 28.7mmHg，HCO_3^- 19mmol/L，BE 5mmol/L。

胸片：双肺透光度减低，肺纹理增多，边缘模糊。

ECG：S－T 段呈弓背向上抬高，出现异常 Q 波。

参考指标：

①吸氧流量与给氧浓度：低流量吸氧：1～2L/min；中流量吸氧：2～4L/min；高流量吸氧：4～6L/min；低浓度给氧：$FiO_2 < 40\%$；中浓度给氧：FiO_2 40%～60%；高浓度给氧：$FiO_2 > 60\%$；氧浓度（%）＝21＋4×氧流量（L/min）。

②动脉血氧饱和度：95%～98%。

③尿量：少尿：24 小时少于400mL或每小时持续少于17mL；无尿：24 小时少于100mL；多尿：24 小时多于2500mL。

④移动性浊音：为确诊腹腔有无积液的重要检查方法。

⑤谷丙转氨酶（ALT/SGPT）：3～35U/L。

⑥谷草转氨酶（AST）：14.5～40U/L。

⑦总胆红素：3.4～17.1μmol /L。

⑧直接胆红素：0～6.8μmol /L。

⑨血尿素氮：2.4～8.2mmol/L。

⑩肌酐：31.8～93.7μmol/L。

⑪尿淀粉酶：840～6240U/L（碘－淀粉比色法）。

⑫pH：7.35～7.45（动脉血）。

⑬PaO_2：80～100mmHg。

⑭$PaCO_2$：35～45mmHg。

⑮HCO_3^-：22～27mmol/L。

⑯BE：±2.3mmol/L。

主要讨论要点：

（1）试分析患者除胰腺外，还有哪些器官受到了影响？是否存在MODS？

患者合并ARDS、ARF、急性肝脏损害，急性心肌损伤，为重症急性胰腺炎合并MODS。

SIRS：T 38.3℃，P 123次/分，R 42次/分，$PaCO_2$ 28.7mmHg，WBC 13.1×10^9/L，N 80.6%，L 13%。

重症急性胰腺炎：腹部明显膨隆，腹肌紧张，全腹压痛，反跳痛，左上腹为重。移动性浊音（+）。肠鸣音消失。血糖16.1mmol/L，血清淀粉酶350.10U/L，尿淀粉酶457.5U/L。B超结果：急性胰腺炎。

ARDS：心慌和呼吸急促，给予面罩高流量吸氧不能缓解，动脉血氧饱和度87%，持续下降。双肺呼吸音粗，可闻及散在湿啰音。血气分析：pH 7.436，PaO_2 58mmHg，$PaCO_2$ 28.7mmHg，HCO_3^- 19mmol/L，BE 5mmol/L。胸片：双肺透光度减低，肺纹理增多，边缘模糊。

ARF：少尿，24小时尿量仅为180mL；血尿素氮19.29mmol/L，肌酐206.3μmol/L。

急性肝脏损害：ALT 83.40U/L，AST 163.40U/L，总胆红素57.1μmol/L，直接胆红素39.30μmol/L。

急性心肌损伤：ECG：S－T段呈弓背向上抬高，出现异常Q波。

（2）为何患者会出现MODS？

MODS是指原无器官功能障碍的患者，在严重感染、创伤、烧伤、休克及重症胰腺炎等急性病理损害发生24小时后，导致两个或两个以上器官同时或序贯地继发功能障碍或衰竭，不能维持其自身生理功能，从而影响全身内环境稳定的临床综合征。

发病机理一：二次打击学说（全身性炎症反应综合征，Systemic Inflammatory Response Syndrome，SIRS）。SIRS 指机体在受到感染或非感染因素下（严重创伤、感染、休克或缺血－再灌注损伤），如炎症反应失去控制，导致以自身细胞破坏为特征的全身炎症反应。恶性全身性炎症，“免疫亢进”。

发病机理二：肠道动力学说（细菌移位、肠源性感染）。细菌移位（Bacterial Translocation）：肠道细菌透过肠黏膜屏障入血，经血液循环抵达远隔器官的过程。肠源性感染（Intestinal Infection）：无明显的感染病灶，但血培养中可见到肠道细菌。

（3）应如何作护理评估?

①SIRS（四选二）：

项目	指标
体温	> 38℃或 < 36℃
心率	>90 次/分
呼吸	>20 次/分或过度通气使 $PaCO_2$ <32 mmHg
血象	WBC > 12×10^9/L，WBC < 4.0×10^9/L，或杆状核 >10%

②肺中度功能障碍（六选三）：

· 呼吸频率 >28 次/分；

· 吸空气：6.65kPa（50mmHg）< PaO_2 ≤7.98kPa（60mmHg）；

· $PaCO_2$ <4.65kPa（35mmHg）；

· 26.6kPa（200mmHg）< PaO_2/FiO_2 <39.9kPa（300mmHg）；

· 13.3kPa（100mmHg）< P（A－a）O_2（FiO_2 1.0）<26.6kPa（200mmHg）；

· X 线胸片肺泡无实变或实变≤1/2 肺野。

③肾功能衰竭：

· 无血容量不足。

·无尿或少尿（尿量 <20mL/h，持续 6 小时以上）；利尿剂冲击后尿量不增多。

·尿钠 >40mmol/L；肌酐 >176.8μmol/L（2.0mg/dl）。

·非少尿肾衰者：尿量 >600mL/24h，但肌酐 >176.8μmol/L（2.0mg/dl），尿比重≤1.012。

④肝中度功能障碍：

·ALT（SGPT） >正常值的 2 倍以上；

·血清总胆红素 >34.2μmol/L（2.0mg/dl）。

⑤胃肠道中度功能障碍：

·腹部高度胀气；

·肠鸣音接近消失。

⑥心脏轻度功能障碍：

·心动过速；

·心肌酶正常；

·ECG：S－T 段呈弓背向上抬高，出现异常 Q 波。

（4）你认为对此类患者抢救成功的关键是什么？

①立即气管插管，呼吸机辅助呼吸，行剖腹探查术。

②术后继续呼吸机正压通气，抑制胰腺分泌，广谱抗生素控制感染，并给予 IPD 及对症支持治疗。

③选择性消化道去污染（Selective Decontamination of the Digestive Tract，SDD），预防肠源性感染。

④尽早使用肠内营养，同时注意应激性溃疡的防治。

⑤患者病情好转，两周后成功脱掉呼吸机。

附录 4

客观结构化临床考试实践案例

客观结构化临床考试（Objective Structured Clinical Examination，OSCE）是一种客观性较强的、用于评价临床能力的考试方法。为了提高评估的可靠性，OSCE 常设置多个考站。每个考站要求应试者在规定的时间内根据程式化的临床技能标准完成一系列的临床操作。

我们设计的 OSCE 考站分成 3 个，每个考站考试时间为 5 分钟，考核内容分别是：心肺复苏、外伤急救四项基本技术、球囊面罩通气、电除颤（AED 的使用）、呼吸道异物处理方法等五项技术，每个操作性考站都有 2 名考官，使用预先设计的考核表格为考生打分。

1. 考站一：心肺复苏考站

（1）考官：2 名。

（2）考核内容：心肺复苏（5 个循环）。

（3）考核时间：5 分钟（准备 1 分钟，操作 3 分钟，整理 1 分钟）。

（4）考核题目（二选一）：

①情境一：男性，83 岁，既往有冠心病史 22 年，某天意外晕倒在地。初步检查：无呼吸，面色青紫，唇绀明显。

②情境二：女性，23 岁，既往体健，某天意外溺水，被保安救上岸。初步检查：无呼吸，面色青紫，唇绀明显。

③请你根据以上情况采取适当的抢救措施。

（5）考核评分表：详见“成人徒手心肺复苏术评分表”。

成人徒手心肺复苏术评分表

操作标准		标准分	评分细则					备注
准备质量标准	1. 观察周围环境是否安全（口述）	5	5	4	3	1	0	
	2. 用物：硬板床或木板、纱布、棉签	5	5	4	3	1	0	

（续上表）

操作标准		标准分	评分细则					备注
操作质量标准	1. 快速判断							
	（1）意识丧失：轻拍患者肩部或呼唤患者无应答，时间不超过10s	3		3	2	1	0	
	（2）心跳停止：触摸患者颈动脉无搏动，时间不超过10s	5	5	4	3	1	0	
	（3）求救：判断患者心跳、呼吸停止后立即呼叫	2			2	1	0	
	2. 胸外心脏按压（C）							
	（1）复苏体位：患者平卧于硬板床上或地上，头、颈、躯干平直无扭曲，双上肢放于躯体两侧	5	5	4	3	1	0	
	（2）松解衣扣、裤带。复苏者站或跪于患者的一侧	2			2	1	0	
	（3）确定按压部位：胸骨下半段或两乳头连线与胸骨交界处	5	5	4	3	1	0	
	（4）一手掌根部紧贴按压区，另一手掌根部重叠于手背上，双手指交叉互握离开胸壁	5	5	4	3	1	0	
	（5）复苏者双肩在患者正上方，肘关节伸直，利用体重和肩臂力量垂直向下有节奏按压	5	5	4	3	1	0	
	（6）按压频率：100～120次/分。按压幅度：使胸骨下陷5～6cm，按压与放松时间比为1∶1	5	5	4	3	1	0	
	3. 畅通气道（A）							
	（1）打开气道：采用仰头抬颌法，一手掌根压前额，一手提下颌骨	5	5	4	3	1	0	
	（2）怀疑有外伤：推荐托下颌法（口述）	3		3	2	1	0	
	（3）呼吸停止：快速检查呼吸，看、听、感	5	5	4	3	1	0	
	4. 人工呼吸（B）							
	（1）一手按患者前额，并用拇指和食指捏紧其鼻翼，另一手托起其下颌	5	5	4	3	1	0	

（续上表）

操作标准		标准分	评分细则					备注
操作质量标准	(2) 深吸一口气，双唇紧贴包严患者口部，缓缓吹气1s以上，使患者胸部隆起	5	5	4	3	1	0	
	(3) 吹毕，立即离开患者口部，松开患者鼻腔，使患者胸部下降后再重复吹气一次，频率为12～16次/分	5	5	4	3	1	0	
	5. 按压通气比为30：2，即不间断地进行胸外心脏按压30次，立即2次人工呼吸，之后每5个循环检查1次	5	5	4	3	1	0	
	6. 复苏成功，扣好患者衣扣，协作患者取合适卧位	5	5	4	3	1	0	
	7. 有效指征：扪及大动脉搏动；上肢收缩压维持在8.0kPa（60mmHg）以上；皮肤颜色转红、光反射恢复、瞳孔变小、自主呼吸恢复（口述）	5	5	4	3	1	0	
终末质量标准	1. 操作熟练、沉着、敏捷	5	5	4	3	1	0	
	2. 人工呼吸和胸外按压方法正确、有效	5	5	4	3	1	0	

（6）物品准备：模拟患者、手套、呼吸面膜、酒精、口罩、AED等。

2. 考站二：外伤急救基本技术考站

（1）考官：2名。

（2）考核内容：止血、包扎、固定术。

（3）考核时间：5分钟（准备1分钟，操作3分钟，整理1分钟）。

（4）考核题目（二选一）：

①情境一：男性，56岁，出租车司机，交通事故发生后，神志清楚。初步检查提示：右上臂外侧皮肤正中有2cm伤口，仍少量出血。

②情境二：女性，36岁，旅游公司导游，交通事故发生后，神志清楚。初步检查提示：左侧前臂疼痛、肿胀、活动受限，肢体畸形。

③请你根据以上情况采用合适的方法给伤员做初步处理。

（5）考核评分表：详见“止血、包扎、固定和搬运术评分表”。

止血、包扎、固定和搬运术评分表

操作标准		标准分	评分细则					备注
准备质量标准	1. 仪表端庄、衣帽整齐	2			2	1	0	
	2. 备齐用物：镊子、弯盘、消毒敷料（纱布、棉垫）、双氧水、生理盐水、绷带、胶布、三角巾、棉垫卷、夹板（木质）等	4	4	3	2	1	0	
操作质量标准	1. 止血——上臂绷带加压包扎止血法							
	（1）伤口用双氧水、生理盐水冲洗后消毒（口述）	5	5	4	3	1	0	
	（2）用无菌纱布压迫出血伤口	5	5	4	3	1	0	
	（3）用绷带加压包扎，压力均匀，范围超出伤口3cm，抬高患肢	5	5	4	3	1	0	
	（4）固定绷带末端，胶布固定或肢体外侧打结	3		3	2	1	0	
	2. 包扎——头顶皮肤裂伤三角巾风帽式包扎法							
	（1）无菌纱布覆盖伤口	5	5	4	3	1	0	
	（2）在三角巾顶角和底边中央各打一个结	3		3	2	1	0	
	（3）将顶角结放在额前，底边角放在后脑勺下方，包住头部	6	6	5	3	1	0	
	（4）将底边两端拉紧向外反折再绕向前将下颌部包住，最后绕到枕后打结	6	6	5	3	1	0	
	3. 固定——前臂尺桡骨闭合性骨折夹板固定							
	（1）两块夹板分别放在前臂内外侧，长度超出骨折上下两个关节	2			2	1	0	
	（2）骨隆凸出部位和空隙处加垫	3		3	2	1	0	
	（3）用绷带先捆缚中间的1条或2条，再捆缚两端，距离均匀。绷带绕两圈后将结打在夹板面	5	5	4	3	1	0	
	（4）松紧度以绷带能在夹板面上下移动1cm为宜	5	5	4	3	1	0	
	（5）绷带扎完后，检查伤肢末端的血液循环及感觉情况	5	5	3	2	1	0	
	（6）三角巾悬吊固定肘关节屈曲90°，前臂中立位	4	4	3	2	1	0	
	4. 搬运——单人徒手搬运法（抱持法或背负法）							
	（1）搬运者站于患者一侧；或站在患者前面	5	5	4	3	1	0	
	（2）一手托患者背部，一手托其大腿，将其抱起；或微弯背部，将其背起	5	5	4	3	1	0	

（续上表）

操作标准		标准分	评分细则					备注
操作质量标准	(3) 动作轻巧、敏捷，安全搬运，避免震动，以减轻患者疼痛	5	5	4	3	1	0	
	(4) 搬运过程中，应注意观察患者伤势和病情变化	5	5	4	3	1	0	
终末质量标准	1. 操作熟练、沉着、敏捷	5	5	4	3	1	0	
	2. 方法正确、有效	5	5	4	3	1	0	
	3. 与患者沟通顺畅，语言交流合适	2			2	1	0	

（6）物品准备：标准患者（男、女各1人）、手套、镊子、弯盘、消毒敷料（纱布、棉垫）、双氧水、生理盐水、绑带、胶布、三角巾等。

3. 考站三：呼吸系统急症紧急处理考站

（1）考官：2名。

（2）考核内容：气管异物清除及球囊面罩辅助呼吸。

（3）考核时间：5分钟（准备1分钟，操作3分钟，整理1分钟）。

（4）考核题目（二选一）：

①情境一：女性，48岁，某天就餐过程中，不慎将汤圆吸入呼吸道。初步检查：意识模糊，呼吸微弱，面色青紫，唇绀明显。

②情境二：男性，34岁，既往体健，某天醉酒后意外溺水，被保安救上岸。初步检查：脉搏规律，但无呼吸，口鼻有杂物，面色青紫，唇绀明显。

③请你根据以上情况采取适当的抢救措施。

（5）考核评分表：详见“气管异物清除及球囊面罩辅助呼吸评分表”。

气管异物清除及球囊面罩辅助呼吸评分表

操作标准		标准分	评分细则					备注
准备质量标准	1. 仪表端庄、衣帽整齐	5	5	4	3	1	0	
	2. 备齐用物：手套、镊子、注射器、弯盘、消毒敷料（纱布、棉垫）、呼吸球囊等	5	5	4	3	1	0	

（续上表）

操作标准		标准分	评分细则					备注
操作质量标准	1. 气管异物清除法（海姆立克法）							
	（1）判断患者意识、呼吸道梗阻程度	8	8	6	4	2	0	
	（2）立即呼救：判断患者气道梗阻后立即呼叫	8	8	6	4	2	0	
	（3）患者取仰卧位、开放气道（仰头抬颌法），一手掌根压其前额，一手提其下颌骨	8	8	6	4	2	0	
	（4）施救者骑跨在患者大腿外侧，一手掌根按压肚脐与剑突之间的腹部，另一手掌覆盖于前一手掌上，进行冲击性、快速、向前上方压迫，反复至呼吸道异物被冲出	8	8	6	4	2	0	
	（5）观察口腔，如异物已被冲出，迅速用手指从口腔一侧钩出	8	8	6	4	2	0	
操作质量标准	2. 球囊面罩辅助呼吸							
	（1）快速安置患者：去枕平卧，清除上呼吸道异物，取出活动义齿，开放气道	8	8	6	4	2	0	
	（2）正确快速连接呼吸器（<5 秒），EC 手法固定面罩，将面罩紧扣在患者口鼻，左手固定气囊，右手挤压	8	8	6	4	2	0	
	（3）送气频率 1 次/6 秒（8～10 次/分）、潮气量（500～600mL/次）、氧流量（10～12L/min）	8	8	6	4	2	0	
	（4）挤压手法正确（挤扁 1/2 至 1/3、深度正确）、挤压球囊（2 次时间在 5 秒钟内）、节律正确	8	8	6	4	2	0	
	（5）同时观察患者胸廓是否随球囊的挤压而上下起伏，防止通气时漏气。	8	8	6	4	2	0	
终末质量标准	1. 操作熟练、沉着、敏捷	5	5	4	3	1	0	
	2. 方法正确、有效	5	5	4	3	1	0	

（6）物品准备：手套、镊子、注射器、弯盘、消毒敷料（纱布、棉垫）、呼吸球囊等。

参考文献

[1] CHANG C, ORTIZ K, ANSARI A, et al. The Zika outbreak of the 21st century [J]. Journal of autoimmunity, 2016 (68): 1 – 13.

[2] WORLD HEALTH ORGANIZATION. The top 10 causes of death [EB/OL]. (2021 – 02 – 19) [2024 – 11 – 03]. https: //www. who. int/news-room/fact-sheets/detail/the-top-10-causes-of-death.

[3] DE GROOT R J, BAKER S C, BARIC R S, et al. Commentary: middle east respiratory syndrome coronavirus (mers-cov): announcement of the coronavirus study group [J]. Journal of virology, 2013, 87 (14): 7790 – 7792.

[4] TORRES MUNGUÍA J A, BADARAU F C, DÍAZ PAVEZ L R, et al. A global dataset of pandemic-and epidemic-prone disease outbreaks [J]. Scientific data, 2022, 9 (1): 683.

[5] JONES K E, PATEL N G, LEVY M A, et al. Global trends in emerging infectious diseases [J]. Nature, 2008, 451 (7181): 990 – 993.

[6] SMITH K F, GOLDBERG M, ROSENTHAL S, et al. Global rise in human infectious disease outbreaks [J]. Journal of the Royal Society Interface, 2014, 11 (101): 20140950.

[7] HEYMANN D L, CHEN L, TAKEMI K, et al. Global health security: the wider lessons from the west African Ebola virus disease epidemic [J]. The Lancet, 2015, 385 (9980): 1884 – 1901.

[8] WU Z C, ZHANG L Y, HUANG S H. Spatial structure and characteristics of tourism economic connections in Guangdong-Hong Kong-Macao Greater Bay Area [J]. Geographical research, 2020, 39 (6): 1370 – 1385.

[9] XIE H P, YANG Z K, DENG J H. Assessment of geothermal resource potential in the Guangdong – Hong Kong – Macao Greater Bay Area [J]. Advanced engineering sciences, 2019, 51 (1): 1 – 8.

[10] DU M, JING W, LIU M, et al. The global trends and regional differences in incidence of dengue infection from 1990 to 2019: an analysis from the global burden of disease study 2019 [J]. Infectious diseases and therapy, 2021, 10 (3): 1625 – 1643.

[11] HEYMANN D L. The international response to the outbreak of SARS in 2003 [J].

Biological sciences, 2004, 359 (1447): 1127 – 1129.

[12] VIBOUD C, SIMONSEN L. Global mortality of 2009 pandemic influenza A H1N1 [J]. The Lancet. Infectious diseases, 2012, 12 (9): 651 – 653.

[13] 世界卫生组织 (WHO). COVID – 19 Dashboard [EB/OL]. (2023 – 12 – 19) [2024 – 11 – 03]. https://covid19.who.int/.

[14] 世界卫生组织 (WHO). COVID – 19 situation reports [EB/OL]. (2022 – 04 – 12) [2024 – 11 – 03]. https://www.who.int/emergencies/disease-outbreak-news.

[15] 中国疾病预防控制中心 (CDC). COVID – 19 [EB/OL]. (2002 – 01 – 23) [2024 – 11 – 03]. http://www.chinacdc.cn/en/.

[16] 新英格兰医学杂志. New England journal of medicine [EB/OL]. [2024 – 11 – 03]. https://www.nejm.org/.

[17] 柳叶刀. The Lancet [EB/OL]. [2024 – 11 – 03]. https://www.thelancet.com/.

[18] 美国医学会杂志. JAMA network [EB/OL]. [2024 – 11 – 03]. https://jamanetwork.com/.

[19] Centers for Disease Control and Prevention (CDC). Monkeypox [EB/OL]. (2022 – 09 – 05) [2024 – 11 – 03]. https://www.cdc.gov/poxvirus/monkeypox/index.html.

[20] World Health Organization (WHO). Monkeypox [EB/OL]. (2022 – 07 – 25) [2024 – 11 – 03]. https://www.who.int/news – room/fact-sheets/detail/monkeypox/index.html.

[21] CHEN N, LI G, LISZEWSKI M K, et al. Virulence differences between monkeypox virus isolates from West Africa and the Congo basin [J]. Virology, 2005, 304 (1): 46 – 63.

[22] SHCHELKUNOV S N, MARENNIKOVA S S, MOYER R W. Orthopoxviruses pathogenic for humans [M]. Berlin: Springer, 2005.

[23] 猴痘诊疗指南 (2022 年版) [J]. 中国感染控制杂志, 2022, 21 (6): 600 – 601.

[24] 中华人民共和国传染病防治法 [G]. 天津市人民代表大会常务委员会公报, 2013 (S1): 137 – 149.

[25] Centers for Disease Control and Prevention (CDC). Plague [EB/OL]. [2024 – 11 – 03]. https://www.cdc.gov/plague/about/index.html.

[26] World Health Organization (WHO). Plague [EB/OL]. [2024 – 11 – 03]. https://www.who.int/news – room/fact – sheets/detail/plague

[27] DENNIS D T, GAGE K L, GRATZ N G, et al. Plague manual: epidemiology, distribution, surveillance and control [M]. Geneva: World Health Organization, 1999.

[28] HARRIS J B, LAROCQUE R C. Cholera and other vibrioses [M] // BENNETT J E, DOLIN R, BLASER M J. Mandell, Douglas, and Bennett's principles and prac-

tice of infectous dieases. Amsterdam: Elsevier, 2016.

[29] United Nations Office for Disaster Risk Reduction (UNDRR). Typhoon preparedness [EB/OL]. [2024-11-03]. https://www.undrr.org.

[30] World Meteorological Organization (WMO). Typhoon hazards [EB/OL]. [2024-11-03]. https://wmo.int/topics/tropical-cyclone.

[31] United States Geological Survey (USGS). Earthquake hazards program [EB/OL]. [2024-11-03]. https://www.usgs.gov/programs/earthquake-hazards/what-we-do-earthquake-hazards-program.

[32] Federal Emergency Management Agency (FEMA). Earthquake safety [EB/OL]. [2024-11-03]. https://www.fema.gov/emergency-managers/risk-management/earthquake.

[33] Mayo Clinic. Hypothermia: First aid and emergency care [EB/OL]. [2024-11-03]. https://www.mayoclinic.org/first-aid/first-aid-hypothermia/basics/art-20056624.

[34] International Federation of Red Cross and Red Crescent Societies (IFRC). Winter preparedness and response [EB/OL]. [2024-11-03]. https://www.climatecentre.org/wp-content/uploads/RCCC-IFRC_Winter-weather-hazards-2_V6-final.pdf.

[35] SIDELL F R, TAKAFUJI E T, FRANZ D R. Medical aspects of chemical and biologicalwarfare [M]. Konstanz: Borden Institute, 1997.

[36] MARRS T C, MAYNARD R L, SIDELL F R. Chemical warfare agents: toxicology and treatment [M]. New York: John Wiley & Sons, 2007.

[37] SHESSER R, KIRSCH T, SMITH J, et al. An analysis of emergency department use by patients with minor illness [J]. Annals of emergency medicine. 1991, 20 (7): 743-748. doi: 10.1016/s0196-0644 (05) 80835-2.

[38] ELLENHORN M J, BARCELOUX D G. Medical toxicology: diagnosis and treatment of human poisoning [M]. Amsterdam: Elsevier, 1988.

[39] GOLDFRANK L R, FLOMENBAUM N E, LEWIN N A, et al. Goldfrank's toxicologic emergencies [M]. New York: McGraw-Hill, 2006.

[40] BORRON S W, BAUD F J, MÉGARBANE B, et al. Hydroxocobalamin for severe acute cyanide poisoning by ingestion or inhalation [J]. The American journal of emergency. 2007, 25 (5): 551-558. doi: 10.1016/j.ajem.2006.10.010

[41] GLASSTONE S, DOLAN P J. The effects of nuclear weapons [M]. New York: U. S. Department of Defense and U. S. Department of Energy, 1977.

[42] METTLER F A, UPTON A C. Medical effects of ionizing radiation [M]. Philadelphia: Saunders, 2008.

[43] DICARLO A L, MAHER C, HICK J L, et al. Radiation injury after a nuclear detonation: medical consequences and the need for scarce resources allocation [J]. Disaster medicine and public health preparedness, 2011, 5 (S1): 32 - 44. doi: 10.1001/dmp.2011.17.

[44] COLEMAN C N, WEINSTOCK D M, CASAGRANDE R, et al. Triage and treatment tools for use in a scarce resources-crisis standards of care setting after a nuclear detonation [J]. Disaster medicine and public health preparedness. 2011, 5 (S1): 111 - 121. doi: 10.1001/dmp.2011.22.

[45] WODCHIS W P, HSU A T. Traffic accident analysis and prevention [M]. Oxford: Oxford University Press, 2009.

[46] ANDERSON T, LEONARD K. Emergency care for trauma patients [M]. Berlin: Springer, 2014.

[47] EWING J, SMITH D. Crowd management and emergency response [M]. Hoboken: Wiley-Blackwell, 2004.

[48] SMITH R. Emergency medical response to crowd disasters [M]. Cambridge: Cambridge University Press, 2006.

[49] LOUGHLIN J M, MCKENZIE J. Explosive and fireworks safety [M]. Boca Katon: CRC Press, 2008.

[50] GURALNIK M J. Disaster medicine and public health preparedness [M]. Berlin: Springer, 2011.

[51] American Heart Association (AHA). 2020 AHA guidelines for CPR and ECC [S]. Dallas: American Heart Association, 2020.

[52] PERKINS G D, GRAESNER J-T, SEMERARO F, et al. Carrigendum to European Resuscitation Council Guidelines 2021: executive summary [resuscitation (2021) 1 - 60] [J]. Resuscitation, 2021 (163): 97 - 98. doi: 10. 1016/j. resuscitation. 2021.04.012

[53] KLEINMAN M E, BRENNAN E E, GOLDBERGER Z D, et al. Part 5: Adult basic life support and cardiopulmonary resuscitation quality [J] //2015 American heart association guidelines update for cardiopulmonary resuscitation and emergency cardiovascular care. Circulation, 2015.

[54] KUMAR V, ABBAS A K, ASTER J C. Robbins basic pathology [M]. Amsterdam: Elsevier, 2022.

[55] BURTIS C A, ASHWOOD E R. Tietz fundamentals of clinical chemistry and molecular diagnostics [M]. Amsterdam: Elsevier, 2021.

[56] MOORE E E, FELICIANO D V, MATTOX K L. Trauma [M]. New York: McGraw-Hill Education, 2020.

[57] EASTRIDGE B J, JENKINS D. Trauma systems and emergency care [M]. Berlin: Springer, 2019.
[58] ROTONDO M F, ZONIES D H. Definitive surgical trauma gare [M]. Berlin: Springer, 2019.
[59] FAUCI A S, LANE H C. Harrison's principles of internal medicine [M]. New York: McGraw-Hill Education, 2022.
[60] FUSTER V, WALSH R A. Hurst's the heart [M]. New York: McGraw-Hill Education, 2017.
[61] MARINO P L. Marino's the ICU book [M]. Philadelphia: Lippincott Williams & Wilkins, 2013.
[62] RONCO C, BELLOMO R, KELLUM J A. Acute kidney injury [J]. The Lancet, 2019, 394 (10212): 1949 - 1964.
[63] FITZGERALD J C, BLACKWOOD B. Acute brain dysfunction [M] //Critical care medicine: the rssentials and more. New York: Springer, 2019.
[64] ZHENG J, ZHANG Y. Acute brain dysfunction: diagnosis and management [J]. Journal of clinical neuroscience, 2021 (87): 123 - 129.
[65] HOLLMANN J, BÄR K J. Acute brain dysfunction in ICU patients [J]. Critical care medicine, 2020, 48 (12): 1821 - 1830.

后记

近年来，全球范围内灾难事件的频发给人类社会带来了巨大的挑战。无论是自然灾难如地震、洪水、台风，还是人为灾难如火灾、爆炸、恐怖袭击，都对人们的生命安全和身体健康构成了严重威胁。因此，提高公众的灾难应对能力和急救护理水平显得尤为重要。《灾难与急救护理》作为一本旨在培养公众，尤其是大学生应对灾难和进行基本急救护理的教材，编写工作历时良久，终于得以圆满完成。在此，特撰此后记，以表达我们的感慨与期望。

在教材编写过程中，我们力求做到理论与实践相结合，既注重基础知识的阐述，又强调实际操作技能的培养。内容涵盖了灾难救援的基本理念、急救护理的基本原则、常见灾难的应急处理措施、患者检伤分类与转运、急救技术与设备使用等多个方面。在资料收集和整理阶段，我们广泛查阅国内外相关文献，借鉴国内外灾难救援与急救护理领域的先进经验和做法，确保教材的科学性和实用性。

在上课过程中，我们收到了广大师生的宝贵意见和建议。这些意见和建议对于我们进一步完善教材内容、提高教材质量具有重要的指导意义。在此，我们向所有提出意见和建议的师生表示衷心的感谢！同时，也感谢暨南大学出版社的大力支持，使得本教材得以顺利出版。

展望未来，我们将继续努力，不断提高教材的质量和水平。同时，我们也期待广大读者能够积极反馈使用心得和建议，共同推动灾难与急救护理教育的不断进步。

梁荫基

2025 年 1 月 18 日于广州暨南园